Hallo, grüß dich!

Ich bin Annette Weber, die Autorin dieses Buches.
Bevor du mit dem Lesen beginnst, will ich dir kurz etwas von mir erzählen.
Ich lebe mit meinem Mann, meinen drei Söhnen und meinen beiden Islandpferden im Kreis Paderborn in Westfalen.
Für mich gehört das Schreiben zu meinem Leben wie für andere vielleicht die Musik oder der Sport. Nur wenn die Tastatur meines Computers klappert, fühle ich mich rundum zufrieden und glücklich.
Hoffentlich merkst du, wie gerne ich schreibe, wenn du dieses Buch liest.

Ich wünsche dir viel Spaß beim Lesen.

Übrigens habe ich auch eine Homepage.
Sie lautet: www.annette-weber.com

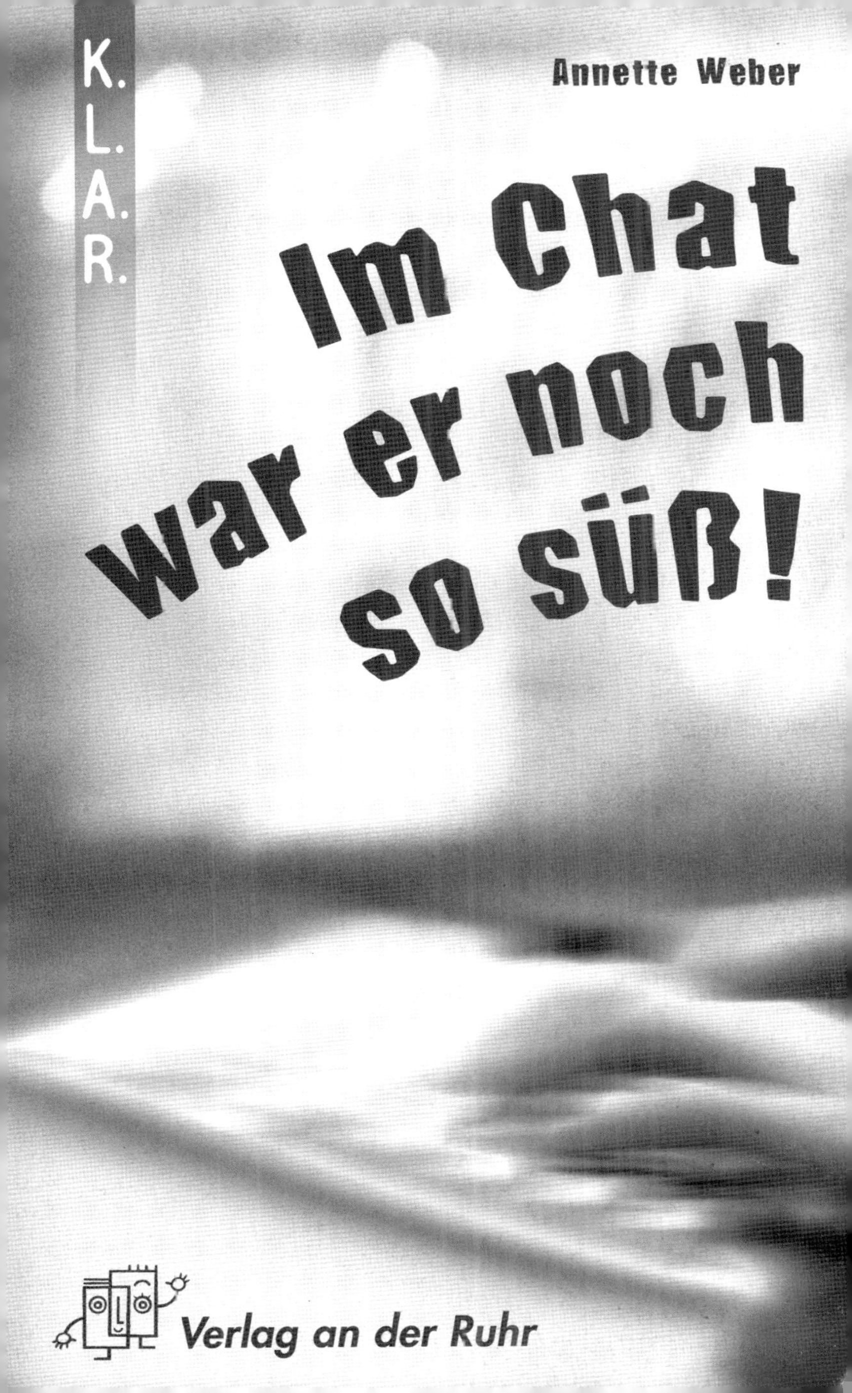
K.L.A.R.
Annette Weber
Im Chat war er noch so süß!
Verlag an der Ruhr

K.
L.
A.
R.

Kurz – **L**eicht – **A**ktuell – **R**eal

Impressum

Titel Im Chat war er noch so süß!

Autorin Annette Weber

Druck DRUCKZONE, Cottbus

Verlag Verlag an der Ruhr
Alexanderstr. 54 – 45472 Mülheim an der Ruhr
Postfach 102251 – 45422 Mülheim an der Ruhr
Tel. 0208/439 54 50 – Fax 0208/439 54 239

ISBN 978-3-8346-0065-3

geeignet für die Klasse 6 | 7 | 8 | 9 | 10

Die Schreibweise der Texte folgt der neuesten Fassung der Rechtschreibregeln – gültig ab August 2006.

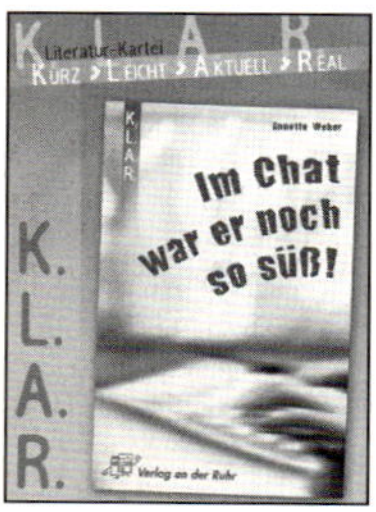

Begleitendes Unterrichtsmaterial:

K.L.A.R. – Literatur-Kartei:
„Im Chat war er noch so süß!“
Annette Weber
Kl. 7–11, 65 S., A4, Papph.
ISBN 978-3-8346-0066-0
Best.-Nr. 60066

1.

Was soll man über eine Sache schreiben, die schief gelaufen ist. Die sogar ziemlich schief gelaufen ist.
Ich war verdammt leichtsinnig. Das passiert mir selten. Eigentlich bin ich ein Typ, der lange überlegt, ob er die Dinge so oder anders macht. Aber bei der Sache war ich richtig blind. Auf beiden Augen. Wahrscheinlich kann niemand verstehen, warum ich mich darauf eingelassen habe. Auch du verdrehst vielleicht die Augen und denkst: Uiuiui, so schlau ist die aber nicht. Ziemlich naiv sogar. Ehrlich gesagt würde es mich ziemlich sauer machen, wenn du das von mir denken würdest.
Vielleicht hättest du zunächst irgendwie Recht. Vielleicht würde ich das sogar auch von jemandem denken, der so handelt. Aber jeder Mensch macht manchmal blöde Sachen.
Die einen nehmen Drogen, die anderen brettern mit einem aufgemotzten Mofa vor den Baum, und wenn dann einer daherkommt und sagt: Ja wie kannst du denn nur …, dann macht er sich das ganz schön einfach.

Das ist nämlich hinterher immer leicht zu sagen. Vieles passiert, weil man irgendwie nicht so gut drauf war. Dann macht man plötzlich Sachen, die man hinterher gar nicht mehr versteht.

Ich merke, ich schweife ab. Ich will gar nicht, dass du verstehst, warum ich das gemacht habe. Ich will dir einfach nur meine Geschichte erzählen. Vielleicht komme ich dann irgendwann mal darüber weg.
Im Moment bin ich, wenn ich ehrlich bin, noch immer ziemlich aufgeregt. Aber vielleicht geht es vorbei, wenn ich alles einmal aufgeschrieben habe.
Ich sehe schon, wie du das Gesicht verziehst und denkst: Herrgott, was ist denn mit der! Die soll mal endlich in die Pötte kommen!
Ja, ich verstehe deine Ungeduld. Es ist eben nicht so leicht, darüber zu schreiben. Aber ich will mich bemühen, alles der Reihe nach zu erzählen.
Also, ich heiße Sarah Hoffmann und bin 14 Jahre alt. Ich gehe in die 8. Klasse der

Wichernschule in Bielefeld. Bielefeld ist eine ziemlich große Stadt in Westfalen. Hier wohne ich, seit ich fünf Jahre alt bin. Meine Eltern kommen eigentlich aus einem kleinen Ort im Sauerland. Hier sind mein Bruder Dennis und ich auch geboren.
Ich will dich jetzt nicht mit meinem Lebenslauf langweilen, aber meine Geschichte hat irgendwie auch mit meiner Herkunft zu tun, mit meinen Eltern und mit dem Ort, in dem ich lebe.
Und die Zeit, in der meine Geschichte beginnt, spielt auch eine große Rolle. Es war die Zeit vor den Sommerferien. Alle Menschen waren gut drauf. Und vor allem waren plötzlich alle verliebt.
Meine Eltern hatte es zuerst gepackt. Sie haben echt eine gute Beziehung – meistens jedenfalls. Weil sie beide berufstätig sind und ganz schön viel arbeiten, haben sie wenig Zeit. Aber sie versuchen immer, etwas zusammen zu machen.
In diesen Sommerferien waren sie zu einer Silberhochzeit ins Sauerland eingeladen. Von da aus planten sie eine Reise durch ihre Kindheit, mit richtig schönen Pensionen und

Essen gehen und wandern und Leute besuchen. Und weil sie schon seit Jahren nicht mehr verreist waren, freuten sie sich riesig auf die Reise und redeten von nichts anderem mehr. Dennis und ich sagten ihnen, wir hätten keinen Bock, mitzukommen. Wir würden uns zu Hause um die Blumen kümmern und die Post aus dem Briefkasten holen. Zuerst hatten meine Eltern große Bedenken, uns allein zu lassen. Aber Dennis ist ja schon 18 und tut immer so vernünftig. Er meinte, er würde schon auf mich aufpassen.

Das ist eigentlich ziemlich lächerlich, denn ich bin viel vernünftiger als mein großer Bruder, aber ich hielt mich zurück.

Schließlich wollte ich auch, dass meine Eltern alleine in den Urlaub fahren. Ich versprach ihnen, nicht zu viel Fernsehen zu gucken und um neun Uhr im Bett zu sein.

Schließlich hatten wir sie überredet. Und dann freuten sie sich tatsächlich noch mehr auf ihre Reise ganz allein und turtelten so richtig glücklich herum.

Und das zeigt ja auch, dass sie endlich nach so vielen Jahren auch mal wieder allein sein wollten.

Als Nächstes erwischte Dennis die Liebe. Und schrecklicherweise verliebte er sich ausgerechnet in meine beste Freundin Tina. Sie ist schon 16 und sieht total klasse aus. An dieser Stelle muss ich doch mal was über große Brüder sagen. Es gibt so viele Freundinnen, die mich um meinen Bruder beneiden. Sie sagen, er sähe so cool aus und er wäre so klasse. Und sie sind manchmal gerne bei mir, weil Dennis durch das Haus läuft.

Aber ich komme nicht so gut mit Dennis aus. Mich nervt seine schreckliche Unordnung. Er muss alles, was er tut, laut machen. Er brüllt durchs Haus, wenn er telefoniert, er hört Hiphop, dass die Wände wackeln, und er klaut mir immer meine Sachen vom Schreibtisch, weil er mal wieder keinen Stift oder keinen Radierer oder keinen Zirkel hat. Immer wenn er das tut, sagt er:

„Reg dich nicht so auf, Erdnuss. Kriegst du gleich wieder.“

Und dann kann ich in die Luft gehen wie sonst was. Denn erstens hasse ich es, wenn

er mich Erdnuss nennt, und zweitens weiß ich, dass er die Sachen nie wiederbringt. Aber wenn ich mich dann bei Mama beschwere, sagt sie:
„Ach Sarah, sei doch nicht so kleinlich. Guck mal, er hat es doch auch nicht so leicht mit seiner LRS und seiner Konzentrationsschwäche.“
Dass ich nicht lache! Dass Dennis in der Schule schlecht ist und vielleicht auch in diesem Jahr die Versetzung nicht packt, liegt meiner Meinung nach daran, dass er seinen Kopf nur zum Kämmen und Haaregelen benutzt. Nicht aber zum Denken.
Er achtet nur darauf, cool zu sein. Im Unterricht bringt das leider wenig.
Aber ich komme vom Thema ab. Das heißt, so richtig auch wieder nicht. Denn dass sich Dennis in Tina verliebte, hat mit seiner schrecklichen Angewohnheit zu tun, mir meine Sachen wegzunehmen. Er kam nämlich morgens in mein Zimmer geschlichen, um sich mein schwarzes Adidas-T-Shirt aus dem Schrank zu klauen, das er immer so cool findet. Ausgerechnet an dem Tag, als Tina bei mir übernachtete.

Wir lagen zusammen in einem Bett, Tina mit dem Kopf am Fußende, ich mit meinem Kopf am Kopfende, und schliefen noch.
Und dann machte es Wumm bei Dennis – so erzählt es Dennis immer –, und Dennis verliebte sich auf den ersten Blick in die schlafende Tina. Er sagte, sie hätte so süß ausgesehen. Sie hätte sich so sanft ins Kissen gekuschelt und hätte gelächelt. Während ich auf dem Rücken gelegen und geschnarcht hätte. (Oh, jetzt verstehst du, warum ich ihn hasse, nicht? Er sagt immer solche Sachen!!!)
Jedenfalls war es danach um Dennis geschehen. Er setzte sich zu uns an den Frühstückstisch. Er plauderte liebenswürdig. Und er nannte mich an dem Tag nur Sarah. Weil er genau wusste, dass es bei meinen Freundinnen nicht gut ankommt, wenn er mich Erdnuss nennt.
Nun denn, die Dinge nahmen ihren Lauf. Tina verliebte sich natürlich in Dennis, obwohl ich sie tierisch vor ihm warnte, und wechselte ab da von meinem Zimmer in Dennis' Zimmer. Und irgendwie verlor ich sie dadurch als Freundin.

Eine Freundin zu verlieren, kann man verkraften, aber ich verlor zwei Tage später noch eine, und zwar meine allerbeste Freundin Rebecca.
Rebecca und ich sind schon seit der Grundschule unzertrennlich. An dem vorletzten Schultag aber hatte sie eine Überraschung für mich, die mir noch immer die Tränen in die Augen treibt.
„Sarah!“, rief sie mir entgegen, als ich an dem Tag in die Klasse kam. „Denk dir mal, ich durfte gestern echt noch zu der Fete von Mehmet gehen. Und weißt du, was mir da passiert ist?“
„Du hast dich verliebt?“, fragte ich ahnungsvoll.
Rebecca quietschte begeistert. „Das ist es. Er ist so süß und so … süß.“
„Das hast du schon gesagt“, meinte ich und war kurz davor, zu heulen. Denn die Fete bei Mehmet hatte ich abgesagt, weil Rebecca nicht mitkommen durfte. Sie hat so schrecklich strenge Eltern. Aber jetzt hatte sie sie doch weich geklopft bekommen. Pech für mich.

„Ich zeig dir den Typen mal!“, rief Rebecca und schleppte mich zum Fenster. Von hier aus hatte man einen tollen Blick auf unseren Schulhof.

Gemeinsam schauten wir aus dem Fenster. Ich sah sofort, dass dort auf der Mauer, die rund um den Schulhof verläuft, Andrej Dierksmeier aus der 10. saß. Der ist total mein Typ, und ich liebe ihn schon, seit ich in der 5. bin. Ich weiß alles über ihn. Dass er am Jahnplatz wohnt, dass er donnerstags um 16 Uhr Schlagzeugunterricht in der Musikschule hat, dass er Arminia-Fan ist und dass er zum Toten-Hosen-Konzert nach Dortmund gefahren ist.

Diesmal aber starrte Andrej zu mir hoch, und dann – ich konnte es nicht fassen – winkte er mir zu. Ich merkte, dass ich rot wurde. Leider passiert mir das schnell. Aber ich kann es nicht ändern. Es war aber auch zu komisch, dass er mir zuwinkte.

„Siehst du den Typen? Er winkt mir zu!“, lachte Rebecca, und dann winkte sie wild zurück. „Oh, Mensch, der ist einfach zu süß!“ Echt, du hast es wahrscheinlich schon ganz schnell begriffen. Andrej hatte beim Winken

nicht mich, sondern Rebecca gemeint. Sie und er hatten sich auf Mehmets Fete kennengelernt und waren seitdem zusammen.
Ich muss gestehen, ich habe es nicht so schnell kapiert. Ich dachte, wieso winkt Andrej mir zu und Rebecca rastet so aus?
Oh Gott, und als ich es endlich kapiert habe, wäre ich beinahe tot umgefallen. Es tat so schrecklich, schrecklich weh. Und das Traurige dabei war, ich konnte Rebecca nichts davon erzählen. Sie hätte sich sonst furchtbare Vorwürfe gemacht. Vielleicht hätte sie sogar mit Andrej wieder Schluss gemacht.
Aber das wollte ich ja auch nicht. Ich war froh, dass Rebecca glücklich war. Wenn es auch letztendlich auf meine Kosten ging.
So war ich in diesem Juli des Jahres das unglücklichste Girl der ganzen Stadt.
Die Eltern weg, der Bruder unerreichbar, zwei Freundinnen auf einen Schlag verloren und die heimliche Liebe in jemand anderes verliebt, das ist einfach schwer zu verkraften.
Und wenn man so schrecklich traurig ist …, aber darüber später.

2.

Ich erzähle erst mal der Reihe nach weiter. Es kam der letzte Schultag, und ich kriegte mein Zeugnis. Ein ziemlich gutes mit einer Eins in Englisch und auch sonst nicht übel. Nur Sport ist mein großes Problem. Ich bin total ängstlich beim Geräteturnen, habe absolut kein Ballgefühl und kann mich auch beim Schwimmen nur mühsam über Wasser halten. Immerhin kriegte ich eine wohlwollende Vier.

Trotzdem war ich nicht glücklich. Und das hat, wie du weißt, mit dem Verliebtsein meiner Freunde zu tun.

Ich ging mit Alessandro nach Hause. Alessandro ist eine Klasse über mir und wohnt in unserem Haus eine Etage unter uns.

Er gehört auch zu meinen besten Freunden. Allerdings sind wir nie auf die Idee gekommen, uns ineinander zu verlieben. Das liegt daran, dass Alessandro wie 12 aussieht.

Er ist einen Kopf kleiner als ich, ist total dünn und hat eine hohe Mädchenstimme. Das ärgert ihn.

Genauso wie ich mich darüber ärgere, dass ich ein bisschen zu dick bin und mit meinen rötlichen Haaren, der weißen Haut und dem pausbäckigen Gesicht auch nicht gerade wie Sarah Connor aussehe.

„Es ist so gemein. Alle haben einen Freund, nur für mich bleibt keiner übrig", jammerte ich.

Alessandro schwieg eine Weile und ging neben mir her. Ich sah ihm an, dass er überlegte, mir etwas zu sagen. Schließlich tat er es.

„Ich habe ja auch nicht viele Chancen bei Mädchen", sagte er nach einer Weile.

„Aber im Chat kriege ich immer eine."

„Du chattest?" Das fand ich spannend.

Alessandro grinste.

„Falscher Name, falsches Foto und schon stapeln sich die Frauen in Dreierreihen."

„Aber auch sie haben dir ein falsches Foto und einen falschen Namen gegeben und sind in Wirklichkeit dicke alte Männer mit Bierbauch und Glatze", regte ich mich auf.

Alessandro lachte.

„Macht doch nichts. Ich lerne sie ja sowieso nicht kennen. Denn sonst würden sie ja sehen, dass ich nur 1,50 Meter groß bin und 49 Kilo wiege."

Wir gingen weiter, und das Thema hatte mich gepackt. Wenn ich schon nicht den Typen meines Lebens treffen würde, war es wenigstens schön, mit jemandem zu flirten, den man nicht kannte. Ja, vielleicht war gerade das besonders spannend.
Ich konnte gar nicht abwarten, dass meine Eltern in Urlaub fuhren und mein Bruder sich mit Tina ins Zimmer verzog. Dann warf ich meinen Compi an.

Lovechat, Sofortzugang.
„Lovechat.de/Gast wird geöffnet“, meldete mein Compi.
Zuerst der Codename. Ich wählte Glücksfee, Waldelfe, Biene Maja, Punkerbraut, doch immer wieder schrieb mir der Chat, dass der Name vergeben sei.
Es war zum Verzweifeln. Schließlich wählte ich „Erdnuss“ und wurde zugelassen.
„Erdnuss betritt den Chatroom“, hieß es nun. Du kannst dir sicher denken, wie blöde man sich fühlt, wenn man als Erdnuss den Chatroom betritt.

„Na, Erdnuss, soll ich dich mal zu Butter verarbeiten?“, schrieb Technikwilly.
Ich kriegte einen richtigen Schrecken.
„Er sieht dich nicht, er kennt dich nicht“, sagte ich mir immer wieder. Doch ich fühlte mich nicht besonders wohl.
„He, Erdnuss, bist du gesalzen oder ungesalzen?“
Ich antwortete nicht.
Ich bin nicht besonders schlagfertig, und wenn man gleich so blöde angemacht wird, vergeht einem echt der Spaß an der Sache.
Überhaupt war ich ziemlich enttäuscht.
Hier schien echt der Treffpunkt der Dämlichen zu sein.
„Spiderman, schnurr doch mal wieder“, gab Irish Pub von sich.
Und Spiderman antwortete: „Spiderman will in die Heia.“
Das fand ich echt ultradumm. Ich war auch erstaunt, wie schnell die Schrift über den Bildschirm lief. Ich konnte kaum mitlesen. Schon gar nicht kapierte ich, wer mit wem redete. Aber das verstanden die anderen wohl auch nicht. Es ging darum, irgendwas Blödes zu sagen und dazu einen Smiley einzusetzen.

„Bin abgenervt.“ (Smiley)
„Hua hua hua.“ (Smiley)
Ich ging in den Kuschelraum, doch auch hier schien ich zu stören. Wurzelzwerg und MP339 flirteten miteinander.
„Hau ab, du stinkst!“, chattete mir MP339 zu.
Was soll man darauf antworten? Ich machte, dass ich wegkam.
Eine halbe Stunde später saß ich bei Alessandro auf dem grauen Sofa seines Zimmers zwischen Postern von Ferrari und Michael Schumacher und einer großen Italienfahne und sah ihm beim Chatten über die Schulter.
„Also, ich weiß nicht, wie du dabei die Frauen in Dreierreihen stapelst“, seufzte ich. „Bei mir kann gar keiner anbeißen. Weil alles so stressig schnell geht, dass ich das gar nicht mitkriegen würde.“
Alessandro lachte sich schlapp.
„Lovechat, da boxt ja auch der Papst.
Du musst einen Chat nehmen, bei dem nicht so viele sind. Bielefeld hat zum Beispiel einen eigenen Chat. Da kannst du sogar deinen Chatter persönlich kennenlernen.
Jedenfalls, wenn du willst.“
Und Alessandro machte es mir vor.

Als Michel Schumi (wie witzig!) klickte er sich im Chat ein, und im Nu traf er auf alte Bekannte.
„Hi Michel – gestern das Rennen gesehen?“, schrieb Ferrariheld.
Und dann diese Nachricht:
„Michi (Smiley) auch wieder da (Smiley), komm mit mir in den Privatchat!“
Das war Barbiegirl.
Alessandro grinste mich von der Seite an.
„Jetzt weißt du, wie es geht, oder?“
Ich merkte, er wollte jetzt alleine sein und sich mit Barbiegirl im Privatchat treffen.
„Denk dran“, sagte ich ihm. „Ein Mädchen würde sich nie Barbiegirl nennen. Nur ein alter Mann mit …“
„… Bierbauch und Glatze, ich weiß!“, lachte Alessandro. „Aber ich stehe auf solche Männer. Sie erinnern mich an meinen Vater.“
Jetzt lachten wir beide.
„Ich geh dann“, sagte ich. „Und denk dran, ich bin gleich auch im Chat. Nicht dass du mit mir flirtest.“
„Das würde mir tierisch Spaß machen“, sagte Alessandro, und das fand ich echt nett von ihm.

Nun war ich um ein paar Erfahrungen reicher. Bielefeldchat tippte ich in meinen Compi, und der Chat öffnete sich.
„Möchtest du dich registrieren lassen oder als Guest in den Chatroom?“
Ich entschied mich, erst mal Gast zu sein.
„Welchen Nickname möchtest du verwenden?“
Ich nagte an meiner Haarsträhne herum.
„Wolfslady“, schrieb ich und, oh Wunder, der Name war noch nicht vergeben.
„Wolfslady betritt den Chatroom“, erschien eine Schrift auf dem Bildschirm.
Ich sah mich um. 12 Teilnehmer chatteten miteinander. Einige schienen sich zu kennen. Ich entschied mich, gleich aktiv mitzumachen.
„Hallo zusammen. Ich bin Wolfslady.“
„Bist du das erste Mal hier?“, fragte mich Fliegenpilz.
„Ja“, gab ich zu. „Überhaupt habe ich noch nie gechattet. Es geht alles so schnell. Wie kriegt ihr diese Smileys?“
Grenzenlos erklärte es mir, und ich probierte es gleich aus. Ich wählte einen roten Smiley.

„Sieht gut aus“, schrieb Kampfhund.
„Du lernst schnell“, fügte Sonnenkönig hinzu. „Du scheinst ein schlaues Mädchen zu sein.“
„So schlau bin ich auch wieder nicht“, schrieb ich zurück. „In Mathe hapert es immer bei mir.“
Kaum hatte ich die Nachricht abgeschickt, ärgerte ich mich. Denn irgendwie hatte ich damit auch verraten, dass ich ein Mädchen bin und dass ich noch zur Schule ging.
„Wie alt bist du?“, wollte der Sonnenkönig wissen.
Uiui, das war ja ein ganz schönes Gerangel um mich. Irgendwie freute es mich auch.
„Ich bin 17“, log ich.
„Du interessierst mich“, schrieb der Sonnenkönig weiter. „Wollen wir uns nicht im Privatchat treffen?“ Und dazu folgte ein zwinkernder Smiley.
„He, he, nicht so eilig, Sonnenkönig“, schrieb nun Kampfhund. „Vielleicht interessieren wir uns ja auch für sie.“
Ich lehnte mich in meinem Schreibtischstuhl zurück und starrte auf den Bildschirm. Sah ich richtig? Las ich richtig? Ich war 14 Jahre alt, ich hatte rötliche Haare, nichts sagende

blau-grau-grüne Augen, weiße Haut, eine Speckrolle zwischen Busen und Bauch und Polster an den Oberschenkeln. Und trotzdem rissen sich hier gleich zwei Typen um mich.
„Vorsicht, Vorsicht!“, sagte meine innere Stimme. „Das sind irgendwelche Männer, die sich an Kindern vergreifen. Wie hießen die noch? Pädophile oder so. Oder es waren lesbische alte Frauen. Wie war noch mal der Fachbegriff dafür?
„Wie geht das mit dem Privatchat“, fragte ich.
„Einfach /topic#longe-privateroom eingeben“, gab der Sonnenkönig zurück.
„Was riskierst du schon?“, dachte ich.
„Du wirst dich doch sowieso nicht mit dem Typen treffen.“
Ich tippte es ein. Ein Privatchat öffnete sich, und der Sonnenkönig wartete auf mich.

3.

„Hallo – schön, dich allein zu treffen“, schrieb Sonnenkönig.

Ich war erstaunt, wie sich die Dinge nun plötzlich veränderten. Denn auch wenn ich anonym bleiben wollte, hatte ich doch das Gefühl, eng mit einer Person zusammen zu sein.

Mein Herz klopfte. Ich fand es ziemlich prickelnd, auf einen Typen allein zu treffen, den ich gar nicht kannte.

„Finde ich auch schön“, antwortete ich, obwohl das nicht so ganz stimmte. Ich war eigentlich ein bisschen überrumpelt.

„Wer bist du, wie heißt du, und wie alt bist du?“, wollte der Sonnenkönig wissen.

Und das war schon die erste Falle, in die ich stolperte. Es lag daran, dass ich mich nicht richtig vorbereitet hatte. Ich hätte mir in Ruhe eine eigene Persönlichkeit aufbauen sollen: Azubi bei Klingenthal zum Beispiel, 18 Jahre, Spanierin. Oder Lehrer an der Gesamtschule, 24 Jahre, verheiratet, aber immer auf der Suche nach ’ner tollen Braut. Oder auch Künstlerin, 44 Jahre, Single, wohlhabend und schrill.

Am klügsten aber wäre es gewesen, wenn ich einfach weiter die Wolfslady geblieben wäre und geschaut hätte, was der Typ überhaupt von mir wollte.
Aber wie gesagt, ich hatte mich nicht vorbereitet.
Ich hatte mein eigenes Ich nicht abgelegt und bewegte mich immer noch in meiner kleinen Welt.
Wie könnte ich mich nennen, dachte ich unruhig. Cilia vielleicht. Oder Nathalie.
Das hörte sich irgendwie schick an.
„Ich verstehe, dass du deinen Namen nicht sagen magst", schrieb der Sonnenkönig.
„Du weißt ja auch überhaupt nichts von mir – darum stelle ich mich am besten erst mal vor: Ich heiße Sven König und bin 21 Jahre. Ich bin Zivi im Johanneskrankenhaus. Außerdem bin ich Single und wohne alleine. Da kannst du dir denken, dass man sich manchmal einsam fühlt."
Das hörte sich verdammt ehrlich an.
Und was noch dazukam: Mir ging es ähnlich.
Ich fühlte mich auch verdammt allein.
„Mir geht es ähnlich", schrieb ich. „Ich komme mir im Moment auch ganz schön alleine vor.

Alle meine Freunde haben sich gerade verliebt. Nur ich hänge hier alleine. Und das mitten in den Sommerferien."
„Das kann ich gut nachvollziehen", schrieb der Sonnenkönig. „Meine Freundin hat vor einem halben Jahr Schluss gemacht.
Stell dir vor, sie ist mit meinem besten Freund abgezogen. Damit habe ich gleich zwei Freunde auf einmal verloren."
Kommt dir das bekannt vor? Mir schon.
Ich hatte das Gefühl, diesem Typen geht es genau wie mir. Und ehe ich mich versah, hatte ich ihm mein halbes Leben erzählt.
Von Dennis und Tina, von Rebecca und Andrej Dierksmeier. Natürlich ohne einen Namen zu nennen.
Wir chatteten fast eine Stunde miteinander.
Und als ich den Chat irgendwann verließ, war ich ziemlich gut drauf.
Ich schaute noch kurz bei Alessandro vorbei.
„Hat geklappt", sagte ich. „Um mich scharen sich die Jungs auch."
„Das wurde auch dringend Zeit", lachte Alessandro.

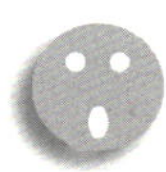

Zuerst chatteten wir regelmäßig im Privatroom weiter, dann hatte ich das Gefühl, dass ich Sven echt vertrauen konnte.
„Gib mir doch wenigstens mal deine Mail-Adresse und deine ICQ-Nummer“, bat er immer wieder. „Dann können wir viel enger miteinander reden. Tag und Nacht, wenn du willst. Sogar aus dem Krankenhaus kann ich dich mal anmailen.“
Er hatte ja irgendwie Recht. Warum war ich immer so misstrauisch. Jetzt war ich aber nicht so doof, ihm meine Mail-Adresse Sarah-Hofmann@gmx.de zu schicken.
Ich richtete mir bei gmx eine neue Adresse ein: Wolfslady@gmx.de. Hört sich cool an, oder?
Dann schickte ich ihm noch meine ICQ-Nummer. Und von da an gab es kaum eine Stunde, in der ich nicht kurz von ihm hörte. Das war ein irres Gefühl. Man schaut in die Mailbox, und eine liebe Nachricht ist gekommen.
„Wie geht es dir, mein Herz?“, schrieb er. „Ich habe heute so viel zu tun, aber ich habe immer noch Zeit, an dich zu denken.“
„Ich denke auch an dich“, mailte ich zurück.

Eine Weile später schrieb er: „Willst du mir nicht endlich mal deinen Namen sagen und ein Foto schicken – ich würde dich so gerne mal persönlich kennenlernen."
Ich nagte an meiner Unterlippe und betrachtete mich im Spiegel. Was würde der Typ denken, wenn er mich sah.
Schon war wieder eine Mail gekommen.
Als ich sie öffnete, sah ich an den Ladezeiten, dass sie ein Foto enthielt. Und da war er nun mitten auf meinem Bildschirm. Halblange Haare, kurzer Bart, kleine dunkle Augen und eine steile Falte zwischen den Augen über der Stirn.
Ich war erstaunt über das Bild. Ehrlich gesagt hatte ich ihn mir anders vorgestellt. Er sah streng aus. Irgendwie ein bisschen … ja, brutal ist vielleicht das falsche Wort, aber vielleicht hart. So, als wenn er sich nicht die Wurst vom Brot nehmen ließ.
Und er sah älter aus als 21. Wie dreißig eigentlich. Aber da konnte man sich schnell täuschen. Ich kann ein Alter sowieso schlecht schätzen. Herrn Halser, unseren Klassenlehrer, hatte ich auf 40 geschätzt, dabei geht er schon im nächsten Jahr in Pension.

„Jetzt bist du aber auch mal dran“, schrieb er. „Wenigstens ein Foto und deinen Namen hätte ich auch gerne mal.“
Das war ja nun auch wirklich mehr als überfällig. Das Problem lag ja auch gar nicht darin, dass ich Sven noch misstraute, das Problem war eigentlich nur, dass ich mich selbst nicht so gerne mochte.

Ich durchsuchte meine Fotokiste nach einem brauchbaren Foto. Aber die meisten Bilder sahen schrecklich aus. Wenn ich mich damit bei einer Geisterbahn beworben hätte, hätte ich den Job jedenfalls sofort gekriegt.
Endlich fand ich ein schönes Foto von Rebecca und mir, wie wir Arm in Arm bei Rebecca auf dem Balkon sitzen und in die Kamera lächeln. Rebeccas Mutter hatte es gemacht. Toll war das Foto jedenfalls, weil Rebecca so toll aussah. Sie hatte ihre schicken Haare um ihre Schultern verteilt und strahlte in die Kamera. Ich grinste ein bisschen verlegen. Aber auch das sah nicht so schlimm aus. Jedenfalls besser als die

anderen Fotos, die ich hatte. Ich scannte das Foto ein. Dann schickte ich es Sven.
„Wow!", schrieb Sven sofort zurück. „Ihr seid beide wunderschön – aber wer bist du?"
Immerhin ein Kompliment. Aber das hatte er nur geschrieben, weil er nicht ins Fettnäpfchen treten wollte. Denn Rebecca war klar die Schönere von uns, das ließ sich nicht abstreiten.
„Ich stehe rechts", schrieb ich. „Die mit den langen Haaren und den blauen Augen. Ich heiße Rebecca Teglow und bin 18 Jahre alt."
„Du hast mal im Chat erzählt, dass du 17 bist", schrieb Sven zurück.
Schwitz. Das passiert schnell, wenn man sich seine Lügen nicht aufschreibt.
„Zwischendurch hatte ich Geburtstag", log ich gekonnt, „und bin 18 geworden."
„Das hast du mir gar nicht erzählt", war nun Sven wieder zu lesen. „Ich würde dir gerne ein Geburtstagsgeschenk machen."
Uiui, auf was hatte ich mich denn da jetzt eingelassen? Ehe ich mich versah, lud er mich zu einem Treffen ein. Und dann musste er feststellen, dass ich doch das hässliche Gretel auf der anderen Seite des Fotos war.

„Nicht nötig“, schrieb ich. „Ich stehe nicht so auf Geburtstagsgeschenke. Ich habe auch gar nicht gefeiert. Mir war nicht danach.“
„Du bist das ungewöhnlichste Mädchen, das ich jemals kennengelernt habe“, schrieb Sven. „Das hätte ich nie gedacht. Ich habe noch nie jemanden im Chat kennengelernt, der mich so interessiert hat.“
Ich weiß, du verdrehst jetzt die Augen und denkst: So ein Gesülze! Dass die überhaupt nichts merkt. Der will sie doch nur blöde anmachen, mit ihr in die Kiste springen und dann weiter suchen.
Na klar, so blöde bin ich auch nicht. Ich habe mir natürlich auch gedacht: Der ist bestimmt jede Minute im Chat und baggert die Girls an. Und der hat jede Menge blöde Sprüche drauf und sülzt, dass sich die Balken biegen.
Aber da war auch die andere Seite. Ich war eben furchtbar allein und froh, dass es jemanden gab, der mir etwas Nettes schrieb. Auch wenn das alles gar nicht stimmen musste. Es war einfach nett, dass es ihn gab.
Abends hatte ich noch eine Weile mit Sven im ICQ gechattet. Dann musste er arbeiten

gehen. Ich zog mir noch einen Film rein und ging ins Bett.
Aus Dennis' Zimmer hörte ich Bettquietschen und Kichern. Oh Mann, mein Bruderherz konnte mal wieder den Hals nicht voll kriegen. Schon seit Tagen hatte ich ihn nicht mehr gesehen.

Gerade hatte ich mich in mein Bett gekuschelt und an Sven gedacht, da klingelte mein Handy. Rebeccas Nummer.
„Rebecca?" Ich war schon leicht verschlafen.
„Sarah? Hör zu, da ist so ein Typ. Der bedroht mich!"
Ich schoss sofort hoch. „Wieso bedroht er dich? Wo bist du, um Himmels willen?"
Rebecca schluchzte.
„Zu Hause. Alleine. Aber der ruft mich immer an. Stöhnt ins Telefon und sagt, er kommt gleich vorbei. Und er steht vor unserem Haus und wartet auf mich. Ich weiß nicht, was ich machen soll."
Sie klang völlig verzweifelt. Ich wusste, dass Rebeccas Eltern nachts arbeiteten

und Rebecca oft alleine war. Sie wohnte in der Fußgängerzone direkt über Karstadt. In der Innenstadt wohnten nur wenige Menschen, und das machte es immer ein bisschen unheimlich in Rebeccas Wohnung. Rebecca und ihre Eltern waren die Einzigen, die in dem großen Haus wohnten. Sonst gab es nur noch Arztpraxen und Lagerräume.
„Hast du schon Andrej angerufen?“
„Der ist nicht da. Im Urlaub für drei Wochen.“
„Typisch Jungs. Wenn man sie braucht, sind sie weg.“
Rebecca schluchzte.
„Kommst du, Sarah? Du bist doch meine beste Freundin.“
„Schon unterwegs“, sagte ich.
Ich schlüpfte in die Klamotten. Dann schrieb ich Dennis einen Zettel, für den Fall, dass er irgendwann mal sein Bett verließ, und legte ihn auf den Küchentisch.

4.

Es war kurz vor elf. Ich überlegte kurz, wie ich auf dem schnellsten Weg zu Rebecca kommen sollte. U-Bahn-Fahren war um diese Zeit immer unheimlich, aber es war schnell. Also versuchte ich, Rebecca zuliebe meine Angst zu überwinden.

Die U-Bahn war Gott sei Dank nicht voll, und niemand stand dort herum, der mir Angst machte.

Am Neumarkt stieg ich aus und ging langsam über den Platz. Um zu Rebeccas Wohnung zu kommen, musste man in einen längeren Hauseingang einbiegen. Neben der Tür gab es verschiedene Klingeln.

Ich hob meine Hand, um auf die Klingel zu drücken. Dann aber fiel mir ein, was Rebecca gesagt hatte. Der Typ würde zu ihr hinüberstarren. Also konnte er nur auf dem Neumarkt stehen.

Das war ein unheimliches Gefühl.

Vorsichtig sah ich mich um. Auf dem Marktplatz waren nicht viele Menschen. Ein alter Mann mit einer Flasche in der Hand, ein knutschendes Pärchen und eine Gruppe Jugendlicher.

Außerdem gab es hier noch eine Straßenkneipe, die ein paar Stühle aufgebaut hatte. Dort saßen eine Reihe von Leuten, tranken, lachten und redeten.
Ich schaute in das Schaufenster einer Buchhandlung. Von da aus sah ich mich vorsichtig um. Niemand war zu sehen. Vielleicht war er gegangen. Dann konnte ich zu Rebecca hinaufgehen, sie in den Arm nehmen und mit ihr in Ruhe über alles reden.

Gerade wollte ich zu Rebeccas Haus hinübergehen, da sah ich einen Typen in dieser Straßenkneipe sitzen. Er hatte ein Handy an seinem Ohr. Ich sah nur seinen Rücken. Er hatte eine beige Jacke an.
Vorsichtig ging ich näher auf ihn zu. Dann spazierte ich ganz unauffällig durch die quatschenden Menschen, als wenn ich einen Platz suchte. Je näher ich kam, umso deutlicher konnte ich seine Stimme verstehen. Sie klang zärtlich und einschmeichelnd. Das war er! Bestimmt!

Ich setzte mich an den freien Tisch hinter ihm und hoffte sehr, dass die Bedienung nicht allzu schnell kam. Der Typ hatte mich nicht bemerkt. Er sprach mit unveränderter Lautstärke. Nur dass ich ihn jetzt verstehen konnte.

„Mein Mauseschätzchen, warum hast du denn das Licht ausgemacht, hm?“, flötete er. „Jetzt bist du ja ganz alleine im Dunkeln. Huu, das ist aber unheimlich, was? Da wäre es doch schön, wenn der liebe Onkel Jürgen zu dir hochkommt und dir mal zeigt, was man alles so im Dunkeln machen kann, was, mein Mauseschätzchen?“

Ich will ja nicht angeben, aber ich habe eine fantastische Reaktion in Schreckmomenten. Es gibt Leute, die kreischen bei so etwas, andere drehen sich um und glotzen dem Täter direkt ins Gesicht.

Ich bin da immer sehr konzentriert, und mein Verstand läuft auf Hochtouren.

Ich stand ganz ruhig auf. Dann schlenderte ich eine Runde durch den Mittelgang des Straßencafés. Schließlich drehte ich mich irgendwann ganz langsam um und ging zurück. Dabei kam ich an diesem Onkel Jürgen vorbei.

Er beachtete mich nicht. Unablässig hatte er seinen Blick auf Rebeccas Wohnung im zweiten Stockwerk gerichtet. Er grinste dabei und redete in sein Handy. Allerdings war er jetzt so leise, dass ich ihn nicht verstehen konnte. Ich ging an ihm vorbei und betrachtete sein Gesicht. Dabei prägte ich mir sein Aussehen genau ein: lockige, dünne, kurze Haare, Halbglatze, etwa 40 Jahre alt, etwas pummelig, graue Hose, grau-rot geringeltes T-Shirt, volle Lippen, kein Bart, weißes Gesicht, Stupsnase.

Ich schloss einen Moment lang die Augen, um mir das Gesicht noch einmal vorzustellen. Sollte mich die Polizei befragen, konnte ich ihn so genau beschreiben, dass ein Polizist ihn malen konnte. Ich würde ihn auch in einer Polizeikartei erkennen.

Er hatte aufgehört zu reden, starrte aber unablässig auf die Wohnung. Das Handy lag jetzt neben ihm auf dem Tisch.

Ich drückte mich an der Häuserwand entlang und hoffte, es würde nicht auffallen, wenn ich jetzt bei Teglows klingelte.

„Wer ist da?“, hörte ich Rebeccas atemlose Stimme durch die Sprechanlage.

„Ich bin's, Sarah."
„Gott sei Dank."
Der Türöffner summte. Ich betrat das Treppenhaus. Und obwohl ich ja eigentlich ziemlich sicher sein konnte, dass dieser seltsame Typ da draußen saß, kriegte ich doch hier im Treppenhaus noch mal so seltsame, unheimliche Gefühle. Was, wenn hier noch jemand steckte? Oder wenn der Typ, den ich gesehen hatte, gar nicht der Mann war, der mit Rebecca telefonierte? Hier im Treppenhaus konnte man sich gut verstecken. Es standen Kisten herum, eine alte Leiter war dort an der Ecke, und hinter der einen Kiste stand ein Kleiderständer mit Sachen.
„Ruhig, ruhig", sagte ich mir immer wieder. Aber mein Herz schlug so hart gegen meine Rippen, dass ich Mühe hatte, zu atmen. Warum öffnete Rebecca nicht über mir ihre Wohnungstür und rief etwas zu mir herunter, wie sie es sonst immer machte? Wahrscheinlich hatte sie genauso viel Angst wie ich.
Sollte ich durch dieses lange, unheimliche Treppenhaus gehen? Zwischen diesen

Pappkartons hindurch? Mit diesen langen dunklen Schatten an der Wand?
Eine dicke Gänsehaut kroch mir über den Rücken.
Ich beschloss, den Fahrstuhl zu nehmen, und drückte auf den Knopf. Der Fahrstuhl öffnete sich sofort weit und einladend. Das passiert an einem Nachmittag nur sehr selten. Meist braucht der Fahrstuhl eine Weile, bis er ratternd im richtigen Stockwerk angekommen ist.
Dass er sich mir jetzt so groß und gähnend öffnete, war mir wieder ein bisschen gespenstig. Aber ich stieg ein und drückte auf die Drei.

Die Fahrstuhltür schloss sich, und der Fahrstuhl ruckelte los. Die Eins leuchtete auf, dann die Zwei. Und dann passierte das Allergeisterhafteste. Die Fahrstuhltür öffnete sich auf der zweiten Etage, obwohl ich doch in die dritte wollte.
Ich hielt die Luft an und starrte mit wahnsinnigem Herzklopfen auf den schwarzen

Flur. Waren da nicht Schritte zu hören? Stand der Typ jetzt hier im Treppenhaus und kam zu mir in den Fahrstuhl? In diesem engen Raum gab es keine Möglichkeit, zu entkommen. Wahrscheinlich würde er mir eine Schlinge um den Hals legen und mich erwürgen.
Aber niemand kam. Die Tür schloss sich wieder, und der Fahrstuhl fuhr ratternd weiter. Ich lebte weiter und fuhr in den dritten Stock. Das war kaum zu glauben.
Trotzdem war ich natürlich nicht erleichtert, denn ich musste ja noch im dritten Stockwerk aus dem Fahrstuhl steigen und ein Stück den langen, dunklen Flur entlanglaufen.
Die Zeit verging unendlich langsam, und als das Lämpchen für die Drei aufblinkte und sich der Fahrstuhl erneut öffnete, war ich schweißgebadet.
„Rebecca!", rief ich und rannte aus dem Fahrstuhl. „Rebecca, mach auf, ich bin es!"
Irgendwie war ich fast verwundert, dass sich keine Hand mit einem schwarzen Handschuh über meinen Mund legte.
Im Gegenteil. Rebecca riss die Korridortür auf und schaltete das Licht an. Überall waren Schatten zu sehen, aber jetzt waren wir

schon zu zweit und fühlten uns beide besser.
Ich rannte zu Rebeccas Wohnungstür hinüber.
„Sarah?“
„Genau. Kein Stress. Ich bin es.“
Ich versuchte, locker zu klingen. Es hätte Rebecca nicht geholfen, wenn ich auch in Panik gewesen wäre.
Rebecca stand in der Wohnungstür und starrte mich an. Sie war kreidebleich.
„Komm rein!“
So schnell sie konnte, schlug sie die Tür hinter mir wieder zu.

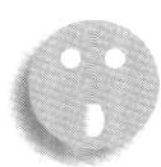

„Habt ihr keinen Sicherheitsriegel?“
„Leider nein. Wollte mein Vater immer anbringen. Hat er aber nicht.“
Sie ging hinter mir her ins Wohnzimmer. Die Wohnung war dunkel. Rebecca hatte überall das Licht ausgeschaltet.
„Hast du den Typen gesehen?“, fragte sie ängstlich.
„Ich glaube schon. Er sitzt da unten auf den Gartenstühlen in der Kneipe und hat einen

.‘ ‘k auf eure Wohnung. Es ist echt
ner Typ mit Locken und Halbglatze.
..u irgendwie sieht er geil aus, wenn er ins Telefon spricht.“

„Komisch, dass es keiner merkt.“

„Das ist gar nicht komisch. Keiner achtet darauf, was andere ins Handy quatschen. Außerdem sprach er ziemlich leise.“

Ich lugte durch die Gardine.

„Da unten ist er. Siehst du? Er ist aufgestanden.“

Rebecca schüttelte den Kopf und verkroch sich in ihren Sessel.

„Ich will ihn nicht sehen. So ein Schwein. So ein schreckliches Schwein.“ Sie schluchzte. „Zuerst war er ganz nett. Er sagte, dass er sich verwählt hätte und was ich für eine nette Stimme hätte. Und dann wollte er wissen, wie ich hieße und ob ich wirklich die Nummer hätte, die er gewählt hätte.“

Ihre Stimme schlug um. Es hörte sich so an, als wenn sie gleich anfangen würde, zu weinen.

„Aber weil er nicht auflegen wollte, fand ich ihn irgendwann nervig und sagte, ich müsste jetzt Hausaufgaben machen. Daraufhin

meinte er, wir hätten doch heute Ferien gekriegt. Und dass er mich gesehen hätte, wie ich mit meinem Zeugnis nach Hause gegangen wäre. Und dass ich noch im Café Schmidt mit den anderen aus meiner Klasse gewesen wäre."
„Im Café Schmidt?", fragte ich atemlos.
Rebecca nickte und zitterte.
„Er verfolgt mich", flüsterte sie. „Er weiß, wo ich wohne, wo ich zur Schule gehe."
„Weiß er, dass du einen Freund hast?"
„Ich weiß nicht. Ich habe Andrej heute Mittag nicht getro…"
„Warte mal, Rebecca", sagte ich. „Jetzt wählt er wieder."
In dem Moment klingelte Teglows Telefon wieder.
Rebecca schrie auf.
„Das ist er wieder. Geh nicht dran, Sarah. Er ist so widerlich."
„Keine Angst. Er steht da draußen, und so lange kann er uns nichts tun", sagte ich, so mutig ich konnte. Trotzdem zitterte meine Hand schrecklich, als ich den Hörer abhob.
„Hallo."
„Rebecca, meine Kleine. Bist du das wieder?"

Er stöhnte. „Ich weiß, dass du das bist. Ich weiß, dass du genauso einsam wie ich bist. Wir beide, wir gehören zusammen." Wieder stöhnte er. „Mein Jonny, der sehnt sich auch so nach dir. Der kann es gar nicht abwarten, bei dir zu sein."

Sein Stöhnen wurde lauter.

Tausend Gedanken schossen mir durch den Kopf. Was machte man mit so einem Typen? Ich hatte mal einen Bericht über solche Menschen im Fernsehen gesehen. In einer Talkshow hatte ein Mädchen erzählt, dass sie ein halbes Jahr lang von einem Typen verfolgt wurde. Eine Frau sagte, man sollte mit einer hohen Trillerpfeife ins Telefon pfeifen, dass diesen Typen die Ohren abfielen. Schade nur, dass man bei solchen Gelegenheiten keine Trillerpfeife dabei hatte.

„Oh." Er stöhnte. „Ich wäre so gerne bei dir. Du willst es auch, nicht wahr? Du bist auch allein. Lass mich bei dir sein, ja? Ich komme jetzt hoch zu dir."

Ich warf den Hörer auf die Gabel. Das war ja echt zum Kotzen. Wenn Rebecca das schon den ganzen Abend durchgemacht hatte, konnte sie einem furchtbar leidtun.

„Hör zu, Rebecca", sagte ich. „Komm wirklich mal ans Fenster und gucke dir den Typen an. Vielleicht kennst du ihn ja. Die meisten machen das, weil sie eigentlich enttäuschte Liebhaber sind. Vielleicht ist es einer aus unserer Stadt, der sich in dich verknallt hat. Oder vielleicht ist es ein Verwandter von dir. Ein Onkel oder so."
„Ich kenne keinen, der so etwas machen würde", sagte Rebecca entsetzt.
Trotzdem kam sie zu mir an das Fenster. Vorsichtig schoben wir die Gardine an die Seite und blickten auf die Straße.
„Wo ist er denn?", wollte Rebecca wissen.
Ich starrte nach links, danach nach rechts. Der Typ war verschwunden.
„Vielleicht ist er weg", überlegte ich. „Hat sich so angehört, als wenn er einen Orgasmus hatte, und vielleicht reicht es ihm ja jetzt."
Rebecca sah nicht sehr überzeugt aus.
„Meinst du?"
„Ich glaube schon. Ich meine, der Typ wird nicht die ganze Nacht da rumstehen. Vielleicht ruft er ein paar Mädchen an und stöhnt so lange, bis er gekommen ist, und dann verzieht er sich wieder."

Rebecca dachte nach.
„Aber warum ich?“, sagte sie dann.
„Warum weiß er, wie ich heiße und wo ich wohne?“
„In dieser Talkshow, die ich mal gesehen habe, sagten sie, es kann einfach Zufall sein. Er hat dich auf dem Schulweg gesehen, und vielleicht hast du ihn an jemanden erinnert. Jedenfalls solltest du auf keinen Fall so eine Panik haben.“

Fast hätte mir Rebecca geglaubt. Sie sah schon richtig entspannt aus. Dann aber hörten wir etwas, das uns das Blut in den Adern gefrieren ließ.
Das Licht im Treppenhaus wurde angeschaltet. Und dann kam jemand die Treppe hinauf.
„Hörst du das?“
„Ja.“
Stufe für Stufe knarrte uns jemand entgegen.
„Wer ist das? Meinst du, ER?“
„Woher soll ich das wissen?“ Rebeccas Stimme war schon wieder einige Tonlagen höher. „Was machen wir?“

Hast du mal so richtig schreckliche Angst um dein Leben gehabt?
Mir ist das noch nicht so oft passiert. Einmal, als ich zufällig vom Bahnsteig auf die Schienen gefallen bin und ein Zug kam. Und einmal, als ich im Klo auf einer Gaststätte eingesperrt war. Aber damit konnte man das, was hier abging, eigentlich nicht vergleichen. Aber es gibt Menschen, die in solchen Momenten zu voller Form auflaufen. Zu diesen Menschen scheine ich zu gehören.
Ich rannte in die Küche und schnappte mir zwei große scharfe Messer aus der Küchenschublade.

Rebecca dagegen verhielt sich wie ein hypnotisiertes Kaninchen. Sie stand hinter der Wohnungstür und bewegte sich nicht mehr. Noch nicht einmal das Messer wollte sie nehmen.
Die Schritte kamen jetzt näher. Dann war der Unbekannte an der Wohnungstür angekommen. Jetzt konnten wir seinen Schatten unter dem kleinen Fenster sehen, das in die Tür eingelassen war.

Rebecca biss sich auf die Fingerknöchel. Ich hielt die beiden Messer links und rechts zum Angriff bereit. Dabei verkroch sich mein Herz in der Tasche meiner Jeans.
Jemand kratzte am Holz der Tür. Und jetzt – das konnte doch nicht wahr sein – wurde plötzlich ein Schlüssel ins Schloss gesteckt. Ein Ruck, und die Tür war auf. Langsam wurde sie geöffnet.
„Nein!“, hauchte Rebecca und schloss die Augen.
Ehrlich, wie kann man so eine Reaktion haben? Da hat ein Vergewaltiger ja wirklich ein leichtes Spiel.
Ich dagegen sprang dem Mann entgegen und hielt ihm meine beiden Messer unter die Nase.
„Huch!“, machte der Mann und sprang zwei Meter zurück. Dabei stieß er gegen den Türrahmen, dass es nur so polterte. Im Halbdunkeln erkannten wir Rebeccas Vater.
„Papa!“, schrie Rebecca.
„Oh, Herr Teglow. Entschuldigung“, sagte ich etwas irritiert.
Herr Teglow brauchte eine Weile, bis er seine Fassung wieder fand.

„Was ist denn – oh, mein Gott, das ist ja ein Scherz.“ Herr Teglow starrte auf meine Messer. „Beinahe wäre ich vor Schrecken tot umgefallen.“

„Wir aber auch!“, rief Rebecca. Sie war immer noch käsebleich.

„Warum kommst du denn nicht einfach in die Wohnung wie jeder andere Mensch auch!“, sagte sie vorwurfsvoll.

„Meckerst du jetzt mit mir, weil ich so leise bin?“, wunderte sich Herr Teglow. „Sonst meckerst du immer, weil ich so laut bin. Also, Frauen habe ich in meinem ganzen Leben noch nicht verstanden!“

Das hätte er besser nicht sagen sollen, denn nun fing Rebecca wirklich noch an, zu weinen. Dann erzählte sie ihrem Vater mit kurzen Sätzen, was geschehen war.

Und ganz plötzlich, mitten im Erzählen, klingelte das Telefon. Rebecca brach ab und kriegte wieder diesen Kaninchenblick.

„Ist er das?“, fragte Herr Teglow.

Rebecca war nicht einmal in der Lage, zu antworten.

Mit einem Satz war Herr Teglow am Telefon und riss den Hörer hoch. Dann wartete er.

Wir konnten das Stöhnen bis zum Ende des Zimmers hören.
„Rebecca, mein Mäuschen. Bist du das wieder?"
„Reden Sie nur weiter", sagte Herr Teglow mit tiefer, lauter Stimme. „Die Polizei hat nämlich eine Fangschaltung eingebaut, und Sie werden sicherlich gleich geortet sein.
Viel Spaß dann."
Klick, machte es, und der Typ hatte aufgelegt.
„Hatte der es aber eilig", grinste Herr Teglow.

5.

Herr Teglow hatte mich nach Hause gefahren, als Rebeccas Mutter nach Hause gekommen war. Und weil ich immer noch so Angst hatte, brachte er mich sogar bis zur Korridortür.
„Danke, dass du dich so um Rebecca gekümmert hast“, sagte er noch. „Du bist wirklich eine gute Freundin.“
„Rebecca hätte das auch für mich getan“, sagte ich, aber wenn ich ehrlich bin, bin ich nicht so sicher, ob das wirklich so ist. Seit sie mit Andrej zusammen ist, ist unsere Freundschaft nicht mehr so wie früher.
In der Wohnung war alles dunkel. Auch aus Dennis' Zimmer kam kein Licht und kein Geräusch. Dennis und Tina schienen ausnahmsweise mal das Bett verlassen zu haben. Weil mir immer noch so unheimlich war, schloss ich erst einmal die Wohnungstür gut ab, danach sogar mein Zimmer.
Dann warf ich den PC an und startete das ICQ-Programm. Sven hatte ich unter Sonnenkönig in der Namensliste gespeichert. Ich sah sofort, dass er online war.

„Hi Sonnenkönig! Schon von der Arbeit zurück?“
Er antwortete sofort, und das zeigte mir irgendwie, dass er sich freute.
„Rebecca, wie geht es?“
„Ich habe heute Abend was Schreckliches erlebt“, schrieb ich. Und dann erzählte ich ihm die ganze Sache mit Rebecca.
„Was für ein ekliger Typ“, regte sich Sven auf. „Es laufen unheimlich viele perverse Typen in der Welt herum. Da muss man ganz schön aufpassen, auf wen man sich einlässt.“
Während er schrieb, klappte ich die Mail von ihm auf, auf der sich sein Foto befand, und kopierte es mir ins Programm. So konnte ich ihn mir immer wieder anschauen. Er sah auf seine Art gut aus. Streng, mit einer steilen Falte zwischen den Augenbrauen, aber irgendwie auch ziemlich süß.
„Ich gucke mir die ganze Zeit über dein Foto an“, schrieb ich. „Du siehst sehr ... sympathisch“ wollte ich erst schreiben, aber ich wusste nicht genau, wie man das schreibt, „gut aus“, schrieb ich dann, obwohl ich fand, dass es nicht so gut passte.

„Ich hätte auch gerne mal ein Foto von dir“, las ich nun Svens Mail und bekam einen ziemlichen Schrecken.
„Wieso“, schrieb ich zurück. „Du hast doch ein Foto von mir.“
„Ich glaube nicht, dass du das auf dem Foto bist“, erwiderte Sven. „Du siehst anders aus, und du heißt auch anders – stimmt’s?“
Das fuhr mir direkt in den Magen. Was sollte ich antworten? Wie kam er überhaupt darauf? Unruhig stand ich auf und ging in meinem Zimmer herum.
„Wolfslady, zeig mir endlich dein wahres Gesicht“, war nun auf dem Bildschirm zu lesen. „Warum versteckst du dich vor mir – hab doch keine Angst.“
Ich verschränkte meine Arme hinter meinem Kopf und starrte auf den Bildschirm. Dabei gingen mir viele Gedanken durch den Kopf. Was würde passieren, wenn ich ihm von mir erzählte? Im Grunde nichts. Außer, dass er mich vielleicht nicht so hübsch finden würde.
„Hast du Angst, dass ich dich nicht mag?“, schrieb er nun. Er schien wirklich Gedanken lesen zu können. „Das musst du nicht. Du bist so ein nettes Girl. Ich habe mich auch

schon so in dich verliebt. Und selbst, wenn du aussiehst wie der Bulle von Tölz, würde mich das nicht mehr davon abhalten, dich weiter zu lieben."
Das war jetzt doch wirklich ein bisschen zu dick aufgetragen, oder? Seit wann war er in mich verliebt und wieso? Wir kannten uns doch gar nicht weiter.
Andererseits lag er gar nicht so falsch. Ich hatte mich ja schließlich auch ein bisschen in ihn verliebt.
Aber andererseits – oder vielleicht doch nicht – oder doch – aber wenn – und wenn nicht ...?
Ich wusste nicht mehr, was ich denken sollte. Dass er plötzlich von Liebe sprach, brachte mich ziemlich durcheinander. Und dann machte ich ganz schnell, damit ich es mir nicht noch einmal anders überlegen konnte.
„Ich bin die andere auf dem Foto", schrieb ich. „Ich heiße Sarah Hoffmann und wohne in Bielefeld. Ich bin 16 Jahre alt."
Einen Moment lang zögerte ich.
„Bist du verrückt", sagte mir eine innere Stimme.
Doch ich wollte endlich einmal ehrlich sein. Fast ehrlich! Denn das mit den 16 Jahren war

nun doch leider gelogen. Aber Sven sah so viel älter aus als ich, und ich hatte Angst, dass er eine 14-Jährige zu kindisch fand. Tack – machte mein Mittelfinger, und die Nachricht war abgeschickt.

Es dauerte keine 10 Sekunden, und dann war seine Antwort da.
„Sarah, was für ein schöner Name. Ich muss dir auch ganz ehrlich sagen, dass ich das andere Mädchen auf dem Foto immer viel schöner gefunden habe.“
Ich weiß nicht mehr, was ich damals fühlte und dachte, als ich diese Antwort bekam. Ich war ein bisschen misstrauisch, aber ich war auch glücklich. Es gab endlich jemanden, der mich mochte.
„Ich will alles über dich wissen“, schrieb er. „Was machst du, wenn du aus der Schule kommst, was hast du an, und an wen denkst du, wenn du einsam im Bett liegst?“
Ich atmete tief durch. Das waren ja viele Fragen auf einmal.

„Ich spiele gerne Tischtennis, aber ich bin in keinem Verein. Und ich höre gerne Musik. Und was ich anhabe …, im Moment eine ganz normale Jeans und ein weißes T-Shirt."
Die letzte Frage über meine Träume ließ ich weg. Sie war mir zu privat.
„Ist das Shirt bauchfrei?", wollte er wissen.
„Ein bisschen", schrieb ich zurück.
Obwohl es auch nicht stimmte. Mein Bauch hatte einige Rollen. Nicht besonders sehenswert, fand ich. Darum trug ich diese engen bauchfreien Shirts überhaupt nicht gerne.
„Das finde ich unheimlich erotisch", schrieb er. „Du hast mir auch noch verschwiegen, wie deine Unterwäsche aussieht. Trägst du lieber Tangas oder Slips, sind sie weiß oder schwarz."
Plong machte es bei mir. War das vielleicht doch einer von diesen Kindergrabschern? Ich schaute mir sein Foto genauer an. Er sah mit einem Mal streng und ein bisschen böse aus. Oder bildete ich mir das nur ein?
„Meine Frage war voll daneben", schrieb er nun. „Entschuldigung – war nur ein Scherz. Ich bin nämlich Fan von großen Blümchen-

unterhosen mit Beinchen. Die turnen mich tierisch an."
Gott sei Dank nur ein Scherz. Ich war wirklich erleichtert. Jetzt merkte ich selbst, wie lieb ich diesen Sven schon hatte. Ich wäre irgendwie ziemlich traurig gewesen, wenn er zu diesen Internetgrabschern gehören würde.
„Du hast Glück", erwiderte ich. „Ich trage einen großen rosa Schlüpfer mit grünen Blümchen. An den Beinen ist eine kleine Spitze, die ich selbst gehäkelt habe."
„Wunderbar", schrieb er. „Du hast einen köstlichen Humor. Wenn es dich interessiert – ich gehöre zu den Männern, die für gerippte lange weiße Unterhosen schwärmen."
„Mit Schlitz?", fragte ich, und als ich die Mail abschickte, merkte ich, dass das Thema sich ein wenig in die falsche Richtung entwickelte. Aber daran war ich diesmal selbst schuld.
„Natürlich mit Schlitz", erwiderte er. „Zum Reingreifen."
Es war Zeit, das Thema zu wechseln.
Gott sei Dank tat er es selbst.
„Ich möchte dich so gerne kennenlernen", schrieb er. „Magst du dich mit mir treffen?

Wir können uns in einem Café treffen oder
durch den Oetker-Park gehen."
Das hörte sich wirklich ungefährlich an.
Im Oetker-Park liefen Tausende von
Menschen herum.
„Ich würde dich auch gerne treffen",
erwiderte ich.

6.

Himmel, war ich aufgeregt. Wir hatten uns um 15 Uhr am Brunnen verabredet. Aber was zog man zu so einem Date an? Ich entschied mich für meinen kurzen Jeansrock und das lila T-Shirt. Das war zwar kurz, aber meine Speckrollen konnte man nicht sehen. Nun noch die weißen Sportschuhe, ein paar Ketten, ein paar Ringe, die langen flippigen Ohrringe mit dem Mond und den kleinen schwarzen Rucksack, und dann nichts wie los.

Der Oetker-Park ist nicht besonders weit von uns entfernt. Ich ging zu Fuß.

Natürlich war ich zu früh. Ich gehöre zu den Menschen, die immer zu früh sind. Ich setzte mich auf den Brunnenrand und schaute auf die Straße. Gegen drei Uhr sah ich einen silbernen Sportwagen, und ein Typ stieg aus. Groß, gute Figur, strenges Gesicht, steile Falte auf der Stirn – das war er. Er ging durch den Park und direkt auf mich zu. Dann gab er mir die Hand.

„Sarah." Er hielt meine Hand ein bisschen zu lange in seiner, legte dann seine andere

Hand auch noch darauf. Seine Finger waren lang und warm.
„Ich freue mich so."
„Ich mich auch."
Ehrlich gesagt fühlte ich mich ein bisschen unwohl. Ich kam mir so kindisch neben diesem erwachsenen Mann vor. Er trug eine schwarze Jeans und ein buntes, unauffällig gemustertes Hemd. Die oberen drei Knöpfe waren lässig geöffnet, und man sah eine schwarze Lederkette mit einem kleinen Sägefischzahn.

„Ich habe im Halteverbot geparkt. Hast du Lust, ein Stück mit mir rauszufahren?"
Das war nicht abgesprochen. Ich hatte, ehrlich gesagt, gedacht, wir gingen ein bisschen zwischen den Menschenmassen im Park spazieren.
Aber so schnell, wie sich meine Bedenken meldeten, vergaß ich sie auch wieder. Der Typ war superfreundlich und echt gut aussehend. Warum sollte ich nicht mit ihm fahren?
„Gerne", sagte ich.

Ehe ich mich versah, fand ich mich in diesem schicken Sportwagen wieder. Lässig ließ er das Verdeck runter. Der Fahrtwind pustete uns durch die Haare.
Ich muss gestehen, ich bin noch nie in einem Sportwagen gefahren. Meine Eltern fahren einen alten Passat, die Eltern von Rebecca haben einen Toyota und die Eltern von Alessandro einen Lieferwagen mit der Aufschrift „Pizza-Service“.
Dies hier aber war ein supertolles Fahrgefühl.
„Kennst du das Ausflugslokal ‚Noahs Waldcafé‘?“
„Nie gehört.“
„Dann wird es Zeit.“
Er blinkte und brauste auf die Stadtautobahn, von da weiter auf die A 2.
Sven gehörte zu den Autofahrern, die nur links fahren. Mein Vater regt sich immer tierisch über diese Typen auf. „Prolls“, sagt er immer dazu.
Aber ehrlich gesagt, ich fand es irgendwie cool, dass die Autos vor uns alle Platz machten. Wir redeten nicht. Ich schloss hin und wieder die Augen. Das schien er zu merken, denn er lächelte zu mir hinüber.

„Gefällt es dir?“
„Und ob.“
Irgendwann irgendwo bogen wir ab. Es ging eine Landstraße entlang durch den Wald, und dann sah ich das Waldcafé auch schon da liegen. Es war ein romantisches kleines Fachwerkhaus.
„Komm“, sagte er. „Lass uns einen Kaffee trinken.“
Ehrlich gesagt graust es mir vor Kaffee.
Ich mag allenfalls Tee. Aber ich dachte:
Sei nicht kindisch. Erwachsene trinken Kaffee.
Ich bestellte Cappuccino und schaufelte einen Berg Zucker hinein.
Gerade wollte ich trinken, da nahm er plötzlich meine Hand von der Tasse fort und legte sie in seine.
„Jetzt lass dich doch einmal anschauen“, sagte er und sah mir direkt in die Augen.
„Du hast wunderschöne Augen“, fuhr er fort.
„Überhaupt siehst du noch viel schöner aus als auf dem Foto.“
Das machte mich total verlegen. Gleichzeitig klopfte mein Herz so schrecklich, dass ich mich kaum konzentrieren konnte.

Langsam, ganz langsam führte er meine Hand zu seinen Lippen und küsste sie. Dabei sah er mich weiter an.
„Wir haben gar nicht darüber gesprochen", sagte er nun mit weicher Stimme. „Hast du eigentlich einen Freund?"
Und wieder berührten seine Lippen vorsichtig meine Finger.
„Nee, nein, nein", beeilte ich mich zu sagen. „Das habe ich doch schon erzählt. Ich bin zurzeit ziemlich alleine. Alle meine Freundinnen haben einen und für mich …", ich kicherte ein bisschen verlegen, „ist keiner mehr da."
„Ich würde gerne mit dir zusammen sein", sagte Sven weiter mit dieser weichen Stimme. „Magst du auch?"
Oh Gott! Du glaubst nicht, wie mir zu Mute war. Noch nie im Leben hatte sich jemand für mich interessiert. Ich war immer die kleine, dicke Sarah. Jemand, den man Erdnuss nennen konnte. Jemand, der keinen Ball in den Basketballkorb geworfen kriegte. Jemand, bei dem man seine Sorgen abladen konnte. Aber mehr auch nicht!
Und nun saß hier dieser wahnsinnig gut aussehende Typ. Ein Sportwagenfahrer mit

tollen Klamotten und superguten Manieren. Und er fragte mich einfach so, ob ich mit ihm gehen wollte.
Ich war echt fertig mit der Welt und konnte kaum sprechen.
„Klar, klar doch“, stotterte ich. „Natürlich will ich das.“
Er lächelte. Seine andere Hand kam jetzt über den Tisch. Er streichelte mein Gesicht mit seinem Zeigefinger. Unablässig sah er mich dabei an.
„Komm“, sagte er. „Lass uns ein bisschen alleine sein, ja?“
„Das will ich auch“, platzte ich heraus.
Er winkte dem Kellner zu.
„Wir wollen gerne bezahlen.“
Der Kellner nickte und rechnete ab.
Der Cappuccino war nicht besonders billig. Aber Sven setzte noch ein dickes Trinkgeld obendrauf. Ich hatte noch nicht einmal ausgetrunken, als wir nach draußen gingen.
Jetzt hielten wir uns eng umschlungen.
Und dann, auf dem Weg zu seinem Auto, drehte mich Sven zu sich und küsste mich. Es war mein erster Kuss, sieht man mal von dem Kuss ab, dem ich Mehmet Özgür auf der

Fete am Ende der Grundschulklasse gab.
Dieser Kuss aber war ein anderes Kaliber.
Ein richtiger langer Zungenkuss, wie ich es aus dem Fernsehen und von den Knutschereien zwischen Dennis und Tina kannte.
Sven hörte nicht auf, mich zu küssen. Seine Zunge strich durch meinen Mund, streichelte überall.
Hilfe, ich war nah daran, umzufallen. Meine Knie waren butterweich, und ich zitterte.
„Sarah", flüsterte er jetzt. „Kleine Sarah, was ist? Zitterst du?"
Ich öffnete die Augen und sah ihn an. Seine Augen waren wachsam auf mich gerichtet.
„Kann sein", murmelte ich. „Ich bin etwas weich in den Knien."
„Komm, wir setzen uns in mein Auto", schlug er vor.
Das war natürlich etwas leichtsinnig. Gleichzeitig war es aber auch meine letzte Rettung. Ich hatte nämlich Angst, auf der Stelle in den Waldboden zu versinken.
Wir stiegen ein. Er wartete kaum ab, bis ich die Tür geschlossen hatte. Dann küsste er mich wieder und wieder. Ich ließ mich in das Lederpolster sinken und genoss nur noch.

Seine Hände glitten über mein Gesicht und verknoteten sich in meinen Haaren.
„Ich liebe dich“, sagte er.
„Ich dich auch“, murmelte ich.
Irgendwann waren plötzlich Stimmen zu hören. Andere Cafébesucher gingen über den Parkplatz. Sie warfen einen irritierten Blick in unseren Wagen.
„Huch, sind die verliebt“, spottete ein Mann.
Sven verdrehte die Augen und wartete, bis sie weggefahren waren.

„Wollen wir woanders hinfahren?“, fragte er. „Ich kenne eine Stelle, die ein bisschen einsamer ist.“
Sofort leuchtete bei mir meine innere Warnblinkanlage rot auf.
„Ich weiß nicht“, sagte ich. „Lieber nicht.“
Sven lachte. „Immer noch ängstlich? Sarah, hab doch Vertrauen zu mir. Ich mache nur solche Sachen, die du auch willst. Das verspreche ich dir.“
Was soll man dazu sagen? Was hättest du gesagt?

Ich war wahnsinnig verliebt. Richtig überwältigt. „Na gut“, sagte ich und dachte an mein Handy in der Hosentasche. Wenn es hart auf hart kam, konnte ich immer noch Rebecca anrufen. Sven ließ den Motor an und gab Gas. Er fuhr jetzt vorsichtiger, denn er hatte nur eine Hand am Lenkrad, und die Straße war kurvig. Die andere Hand lag in meiner.

Irgendwann bog er auf einen schmalen Feldweg ab. Zuerst hatte ich ein bisschen Angst, aber es passierte nichts anderes als eben auf dem Parkplatz.

Wir küssten uns und schmusten miteinander. Hin und wieder redeten wir über alte Freundschaften. Sven erzählte mir von seiner Freundin, die mit seinem Freund abgezogen war. Ich berichtete noch einmal von Andrej.

Dann küssten wir uns wieder und wieder.

Nur einmal glitt seine Hand kurz über meinen Körper. Über meinen Busen und meinen Bauch. Aber das fand ich sogar wunderschön.

Als die Hand dann auf meinem Bein liegen blieb und versuchte, unter meinen Rock zu kriechen, hielt ich ihn fest.

„Nein“, sagte ich. „Das will ich nicht.“

Er grinste.
„Ich wollte doch nur einmal fühlen, ob du die rosa Spitzenunterhose anhast."
Und dann bedrängte er mich auch wirklich nicht mehr. Für mich war das ein echtes Zeichen dafür, dass ich ihm vertrauen konnte.

7.

Als ich nach Hause kam, war ich total überdreht und völlig durcheinander. Dennis saß allein in der Küche und hatte Pizza gemacht.
„Magst du auch eine?“
„Nein danke.“
„Wer war der Typ mit dem silbernen Porsche, der dich eben so abgelutscht hat?“
„Wüsste nicht, was dich das angeht.“
Ich hatte keinen Bock auf Dennis und seine blöden Sprüche.
„Ich habe dich schon seit Tagen nicht mehr gesehen“, sagte Dennis und meinte, plötzlich den Oberpapa rauskehren zu müssen. „Was machst du eigentlich den ganzen Tag?“
„Ich höre zu, wie dein Bett quietscht“, sagte ich. „Und ich kann nur hoffen, dass du alt genug bist, gut zu verhüten.“
Genial, nicht? Ich bin nicht immer so schlagfertig. Aber jetzt war ich richtig stolz auf mich. Dennis wurde tatsächlich ein bisschen rot.
„Spiel hier bloß nicht mein Kindermädchen“, brummte er.
„Gleichfalls“, gab ich zurück.

Und dann ließ ich ihn einfach in der Küche sitzen. Ich hatte sowieso keinen Hunger. Dazu war ich viel zu durcheinander.
Also ging ich in mein Zimmer und warf den Compi an.
Sven war schon wieder online. Ich klickte mich ebenfalls ins ICQ.
„Hi Sarah, mein Schatz. Ich denke die ganze Zeit an dich", war seine Mail zu lesen.
„Ich will dich wiedersehen, so schnell wie möglich. Wann hast du wieder Zeit?"

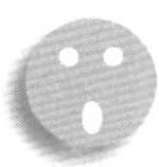

Und so musste ich nur eine Nacht und einen Tag ohne Sven aushalten. Dann trafen wir uns wieder. Diesmal holte mich Sven abends von zu Hause ab.
Dennis und Tina hingen vor dem Fernseher. Sie wirkten wie ein altes Ehepaar.
„Ich bin weg", sagte ich kurz.
Dann zog ich die Tür hinter mir zu, bevor Dennis einen seiner blöden Sprüche loswerden konnte.
Sven nickte mir zu, als ich ins Auto stieg. Dann gab er wortlos Gas.

Wir fuhren wieder in dieses Waldcafé, dieses Mal auf einen Cocktail.
Ich habe es nicht so mit Alkohol, und außer einem Glas Sekt habe ich noch nie groß Alkohol getrunken. Jetzt neben Sven war es selbstverständlich.
Ich wusste gar nicht, dass Cocktails so klasse schmecken. Richtig fruchtig. Und den Alkohol merkte man kaum.
Erst als ich mit Sven zum Auto ging, fühlte ich mich ein bisschen beschwipst. Aber das war eigentlich ganz lustig.
Ich kicherte immer wieder, und ich ließ es auch zu, dass Sven mich heftiger umarmte als gestern. Seine eine Hand lag jetzt ruhig auf meinem nackten Oberschenkel. Und ehrlich gesagt fand ich das ziemlich prickelig.
„Sarah", flüsterte Sven mir zu. „Ich möchte gerne mit dir zusammen sein. Viel näher als jetzt."
„Ich auch", sagte ich.
„Magst du mit zu mir kommen?", fragte Sven, und seine Stimme hatte einen unheimlich weichen Klang. „Ich habe eine Überraschung für dich vorbereitet."
Das fand ich einfach zu lieb.

„Klar“, sagte ich. Mehr kriegte ich kaum heraus, weil seine Lippen immer wieder auf meinen lagen.
„Ich fahre dich an einen Ort, der wie ein Märchen ist“, murmelte Sven zwischen den Küssen. „Du wirst staunen.“
Um mich drehte sich alles. Mein Körper war wie elektrisiert. Ich wollte nur noch mit Sven zusammen sein.
„Fahr los!“, flüsterte ich. Sven lächelte.
„Es ist eine Überraschung. Darum werde ich dir die Augen verbinden, mein Schatz. Das ist doch in Ordnung, oder?“
„Die Augen verbinden?“ Das war mir ein bisschen unheimlich.
„Sonst ist es ja keine Überraschung mehr“, lächelte Sven und küsste mich wieder. „Und es soll dein Geburtstagsgeschenk werden.“
Dann griff er nach hinten, nahm ein Tuch und band es mir um die Augen. Und ich ließ es widerstandslos geschehen.

Du fasst dich wahrscheinlich jetzt an den Kopf und schreist.

Merkt die denn gar nichts, wirst du dich fragen.
Wenn ich ehrlich bin – nein, zu dem Zeitpunkt war ich völlig willenlos. Der Alkohol hatte mich betäubt. Svens weiche Stimme, seine liebevollen Hände und seine zärtlichen Küsse hatten mich benebelt.
Ich fragte mich zu keiner Zeit: Warum hat er denn ein Tuch auf dem Rücksitz? Ich fragte auch nicht: Wie kann man als Zivi so viel Geld für einen Sportwagen haben? Oder: Wie kommt es, dass er immer online ist, wo er doch eigentlich arbeitet?
Ich war so schrecklich verliebt und so wahnsinnig glücklich. Liebe macht blind, glaub es mir.
So ließ ich mich von ihm durch die Dunkelheit fahren. Die Musik lief. Svens Hand lag in meiner. Ich ließ alles geschehen. Ließ mich ein langes Stück durch Straßen und Kurven tragen. Und wartete voller Freude und Spannung auf den Moment, an dem der Wagen hielt.

Sven nahm mir das Tuch von den Augen. Wieder waren wir an einer breiten Straße in einem Waldstück. Vor uns lag wieder ein älteres Haus, das ähnlich wie das Gasthaus aussah.
„Wir sind da", sagte Sven.
Ich blinzelte benommen.
„Wo sind wir?"
„Hier bin ich zu Hause", sagte Sven.
Er öffnete die Haustür. Das Haus war kühl und dunkel. Mir war plötzlich ein bisschen unheimlich zu Mute.
„Komm", sagte Sven. „Lass uns in das Zimmer unter dem Dach gehen. Da ist es am schönsten."
Er machte Licht und führte mich die Treppe hinauf. Das Zimmer, das er nun öffnete, war wirklich schön. Es war mit weißen flauschigen Teppichen ausgestattet. Ein großes Bett stand mitten im Raum.
Sven ging zur Fensterbank und zündete verschiedene kleine Teelichter an.
„Mach es dir gemütlich", sagte er und deutete auf das Bett. „Ich mache uns noch einen Drink, ja?"
Ich hatte plötzlich Angst.

Natürlich kapierte ich auch, was Sven geplant hatte. So doof bin ich schließlich auch nicht.
„Sven“, sagte ich. „Wahrscheinlich willst du mit mir schlafen, oder? Sei mir nicht böse, ich möchte das noch nicht. Ich kenne dich doch noch gar nicht richtig und …“
Sven gab Eis in zwei Gläser und füllte eine Flüssigkeit dazu.
„Schatz“, sagte er. „Du musst keine Angst haben. Ich werde nichts tun, was du nicht möchtest.“
Und er reichte mir das Glas.
Dann sah er nach draußen.
„Ach“, sagte er dann. „Ich habe noch etwas im Auto vergessen. Eine Überraschung für dich.“ Und er lächelte mir zu. „Bin gleich wieder da.“
Danach verließ er das Zimmer. Ich setzte mich auf das Bett und roch an dem Drink. Er roch eklig nach Alkohol. Angewidert stand ich auf und stellte den Drink auf die Fensterbank zurück. Ich wollte mich nicht betrinken, wenn ich mit Sven zusammen war. Das wollte ich lieber so genießen.
Draußen fuhr ein Auto vor. In der Dunkelheit leuchteten zwei Scheinwerfer. Jetzt hatte

Sven die Außenbeleuchtung des Hauses angeschaltet und ging dem Auto entgegen. Wahrscheinlich war ein Besucher gekommen. Das erleichterte mich. Denn irgendwie hatte ich plötzlich ein bisschen Angst, mit Sven alleine zu sein. Der Drink, das Haus, das Tuch – das erschien mir alles wie ein professionelles Spiel.
„Unsinn", sagte ich mir immer wieder. „Das bildest du dir nur ein."
Jetzt sah ich, wie Sven dem Mann entgegenging. Der schaltete seine Scheinwerfer aus und stieg aus dem Auto aus. Sven und er redeten miteinander.
Dieser Mann kam mir irgendwie bekannt vor. Lockige Haare, rundes Gesicht, Halbglatze. Woher kenne ich ihn bloß, dachte ich immer wieder. Spielt er in einer Band mit? Oder gibt es einen Schauspieler, der ihm ähnlich sieht? Dann aber fiel bei mir der Groschen. Ich kriegte so einen großen Schrecken, dass ich Mühe hatte, zu atmen. Kein Zweifel! Dieser Mann war der Typ, der Rebecca belästigt hatte.
„Ruhig, ruhig", dachte ich mir. „Das kann doch nicht sein. Was soll der hier machen?"

Ich zwang mich, langsam zu atmen. Dann sah ich noch einmal ganz genau hin. Wirklich und wahrhaftig. Er war es! Ich hatte mir damals sein Gesicht genau eingeprägt.
Ich überlegte, das Fenster zu öffnen.
„Sven, sei vorsichtig mit dem Typen“, wollte ich eigentlich rufen. „Das ist der Typ, der meine Freundin belästigt hat.“
Dann aber sah ich etwas, das mir das Blut in den Adern gefrieren ließ. Der Unbekannte reichte Sven etwas, das aussah wie ein paar Geldscheine. Danach schüttelte ihm Sven die Hand und lachte.
Meine Angst wurde immer größer. Irgendwas roch hier oberfaul. Warum hatte Sven Geld bekommen? Was hatten sie für ein Geschäft abgeschlossen?
Irgendwie geriet ich plötzlich in Panik. Ich hatte das Gefühl, ich könnte das Geschäft sein, das sie abschlossen.
„Sarah, Sarah, bleib cool“, sagte ich mir immer wieder. „Sven liebt dich. Es gibt eine Erklärung für das, was da unten passiert. Sven hat für den Typen eine Arbeit erledigt und bekommt sein Geld. Oder der Bekannte schuldet ihm noch etwas. Jedenfalls hat es

garantiert nichts mit dir zu tun. Tu dich nicht so wichtig. Du hast einfach zu oft ‚Tatort' gesehen."
Ich trank einen kleinen Schluck von dem Alkohol. Er schmeckte scheußlich, aber irgendwie ging es mir damit besser. Danach stand ich auf. Ich wollte Sven entgegengehen und dem Unbekannten hallo sagen. Das würde mir die Angst bestimmt nehmen.

Leise ging ich zur Tür und öffnete sie. Genau genommen – ich wollte sie öffnen. Aber es ging nicht. Die Tür war abgeschlossen.
„Du bist gefangen!", dröhnte es in meinem Kopf. „Sie halten dich hier fest, damit sie ein leichteres Spiel haben."
Der Schreck fuhr mir so in die Glieder, dass ich wie erstarrt an der Tür stehen blieb und nach Luft schnappte. Mein Leben lief wie ein Film an mir vorbei. Ich habe ja schon gesagt, dass ich in Schreckensmomenten besonders klar denken kann. Und in diesen Sekunden, die ich bewegungslos an der Tür stand, fiel

bei mir sozusagen der Groschen. Er fiel wie eine Lawine.
Sven war der Köder für diesen Typen.
Und weil ich ihm zuerst Rebeccas Adresse gegeben hatte, hatte sich dieser eklige Unbekannte an Rebecca rangemacht und sie belästigt. Die arme Rebecca. Beinahe wäre sie durch mich in eine große Gefahr geraten.
Aber jetzt saß ich in der Falle wie ein Mammut in der Fallgrube.
Sven hatte mich an einen Ort gebracht, der irgendwo lag. Ich kannte mich hier nicht aus, wusste nicht, wo ich war, und würde diesen Ort auch später nicht wiederfinden.
Jetzt wurde ich an den Typen weiterverkauft.
Weiß der Geier, was er mit mir machen wollte. Sicherlich nicht Händchen halten.
„Beruhige dich“, sagte meine andere Stimme immer noch. „Das würde Sven nicht tun. Er liebt dich doch.“
Aber genau das machte mich doppelt und dreifach verzweifelt. Sven war nicht im Traum in mich verliebt. Er hatte mich nur eingewickelt, damit er mit mir Geschäfte machen konnte.
Eigentlich hätte ich gerne geweint. Aber dazu war keine Zeit.

Schnell zog ich mein Handy aus der Tasche. „Bin in großer Gefahr“, schrieb ich. „Ein Typ hält mich in einem Haus im Wald gefangen.“ Dann schickte ich die SMS an Alessandro.
Kling-klong, machte mein Handy, und dann kam die Nachricht: „Senden zurzeit nicht möglich. Nachricht wird zu einem späteren Zeitpunkt gesendet.“
Natürlich! In dieser Einsamkeit hatte man keinen Handyempfang.
Es war einfach nur zum Heulen.
Ich stürzte zum Fenster und spähte durch die Scheibe. Sven und der Unbekannte gingen nun auf das Haus zu. Das Geschäft schien besiegelt.
Kreuz und quer schossen die Gedanken durch meinen Kopf. Ich musste fliehen.
Aber wie?
Ich öffnete das Dachflächenfenster. Vielleicht erinnerst du dich, dass ich wahnsinnig unsportlich bin. Aber die Angst verleiht einem in so einem Moment ungeheure Fähigkeiten.
Ich kletterte auf einen Stuhl und stieg dann mit zitternden Beinen aus dem Fenster. Was

dann passierte, kann ich selbst kaum fassen. Ich war jedenfalls ganz ruhig und konzentriert. Auch mein Schwips war wie weggeblasen.
Ich weiß noch jeden Schritt, den ich danach tat. Ruhig schloss ich das Dachfenster von außen. Dann kletterte ich langsam und vorsichtig über das Dach. Leise und konzentriert setzte ich einen Schritt neben den anderen, als wenn ich jahrelang nichts anderes getan hätte. Wie ein Dachdecker.
Am Ende des Daches stand ein Baum an der Hauswand. Eine Haselnuss oder eine Buche oder so was. Er war ein kleines Stück von der Hauswand entfernt, und die Äste sahen eher zart aus. Aber er war meine einzige Chance.
Hinter mir öffnete sich das Dachfenster.
„Verdammt! Da ist sie. Sie haut ab!", hörte ich Svens Stimme hinter mir.
„Sarah!", schrie er dann. „Wo willst du denn hin? Warte doch! Bleib hier, verdammt!"
Meine Angst wurde jetzt wahnsinnig groß. Svens Stimme hatte sich verändert. Sie klang wie ein harter Befehl.
Ich zögerte keine Sekunde mehr.
Ein Satz, und ich stürzte auf den Baum zu. Meine Arme und Beine verfingen sich in den

Ästen. Ich griff zu, hielt mich irgendwo fest. Meine Beine kratzten am Stamm entlang. Ich achtete nicht auf den Schmerz. So schnell ich konnte, ließ ich mich tiefer und tiefer fallen.
Da waren die Männer schon an der Haustür. „Hier ist sie! An dem Baum!“, schrie der Unbekannte.
Ich ließ mich ins Gras fallen. Knickte um. Mein Fuß tat schrecklich weh. Aber ich konnte laufen. Und das tat ich auch.
Ich rannte um mein Leben. Die beiden Männer dicht hinter mir.
Eigentlich hatte ich keine Chance. Ich bin unsportlich und im Laufen genauso eine Niete wie im Basketballspielen. Aber ich hatte ein riesiges Glück. Eine Tannenschonung tauchte vor mir auf. Ich rannte mitten in die kleinen stechenden Tannenbäume hinein, weiter und immer weiter. Mit einer Hand vor den Augen schützte ich mich davor, dass mir die Tannen ins Gesicht stachen. Dann lief ich genau dort hin, wo die Schonung am dichtesten war.
Ich hörte, wie die beiden Männer kamen. Sie hatten jetzt Taschenlampen dabei.

„Scheiße!“, rief Sven. „Sie kann nicht weit weg sein. Ich wette, sie sitzt mitten in der Tannenschonung.“
„Ich gehe mal hier lang“, brüllte der andere Mann. „Geh du andersrum.“
Ich zitterte so schrecklich, dass ich kaum noch laufen konnte. Fliehen hatte jetzt keinen Zweck mehr.

8.

Immer noch war mein Verstand glasklar. Ich sah an mir herunter. Mein rosa T-Shirt konnte mich vielleicht im Licht der Taschenlampe verraten. Also zog ich es aus und stopfte es unter meinen dunkelblauen Rock. Mein schwarzer BH und meine weiß-braune Haut waren da unauffälliger.
Danach legte ich einen großen Tannenzweig über meinen Kopf und baute kleinere Zweige um mich herum. Jetzt machte ich mich ganz klein. Dann bewegte ich mich nicht mehr. Näher und näher kamen die Lichtscheine der Taschenlampen.
„Verdammt. Das kann doch nicht wahr sein. Wo ist sie denn?"
„Weit kann sie jedenfalls nicht sein. Sie versteckt sich hier irgendwo."
„Die kann was erleben, wenn ich sie erwische."
Ich war so ruhig, dass ich nicht einmal zitterte. Bewegungslos verharrte ich zwischen den Tannenzweigen. Hin und wieder spürte ich ein Kitzeln auf meiner Haut, als wenn eine

Spinne über meinen Rücken kroch. Aber ich rührte mich nicht.
Auch als eine Taschenlampe direkt in mein Versteck leuchtete und der Unbekannte „Ich glaube, ich habe sie!“, rief, bewegte ich mich nicht.
Ganz ruhig saß ich da, und ich weiß noch, dass ich dachte, Scheiße! Pech gehabt!
Das hast du von deiner Gutgläubigkeit.
Aber weil ich mich nicht rührte, rief er irgendwann: „Nee, doch nicht“, und die Lampe entfernte sich wieder.
Und dann, als die Männer schon ein ganzes Stück von mir entfernt waren, piepste mein Handy plötzlich. Die Nachricht an Alessandro war gesendet worden.
„He!“, brüllte Sven. „Hast du das gehört? Sie ist noch da!“
Jetzt kam Leben in mich. Ich sprang aus meinem Versteck und begann, zu rennen.
Tannenzweige schlugen mir ins Gesicht.
Mehrmals knickte ich um. Aber ich zeigte mich als wahrer Sprinter.
Ich hörte die Männer hinter mir. Aber sie schafften es nicht, mich einzuholen. Ich lief um mein Leben. Durch Pfützen, über Zweige

und durch den Wald hindurch. Dabei hielt ich mein T-Shirt fest in der Hand.

Wenn mich jemand so gesehen hätte, hätte er mich sofort in die Klapse gebracht. Aber es sah mich niemand.

So lief ich stundenlang kreuz und quer. Ich konnte nicht mehr sagen, welche Richtung ich nahm. Ich wusste auch nicht, ob es logisch war, was ich da machte, oder ob ich vielleicht sogar im Kreis lief. Ich rannte einfach nur vorwärts. Es war der längste Marathon meines Lebens.

Erst Stunden später, als ich mein T-Shirt längst wieder anhatte und der Tag langsam anbrach, traf ich die erste Gestalt. Ein Junge, der mit seinem Hund unterwegs war. Er war ungefähr so alt wie ich.

Der Hund entdeckte mich als Erstes und rannte Schwanz wedelnd auf mich zu.

„Sammy. Hierher!“, rief der Junge und schnippte mit der Hand. Aber Sammy fand mich interessanter.

„Ich habe keine Angst vor Hunden“, sagte ich.

(Vor Hunden nicht, dachte ich dabei.)
Dann ließ ich es zu, dass Sammy an mir schnüffelte.
„Kannst du mir sagen, wo ich hier bin?"
„In Brenkenberg." Der Typ sah mich jetzt aufmerksam an.
„Nie gehört. Und weißt du, wie ich von hier wieder wegkomme?"
„Wo willst du denn hin?"
„Nach Bielefeld."
„Bielefeld?" Der Typ lachte verwundert. „Das ist ganz schön weit. Du musst erst einen Bus nehmen. Der fährt dort hinten an der Straße ab. Er kommt aber nur jede Stunde."
„Oh Scheiße."
„Mit dem Bus fährst du am besten bis Detmold Bahnhof. Dann nimmst du die Bahn nach Bielefeld."
Ich nickte. Aber mir war ziemlich zum Heulen zu Mute.
Eine Reihe von Problemen taten sich wieder einmal auf.
Dort, wo die Straße verlaufen könnte, konnte auch das Haus stehen, in dem ich am Abend vorher gefangen gewesen war. Und dahin wollte ich auf keinen Fall.

Außerdem hatte ich meinen Rucksack mit meinem Portmonnee noch immer in diesem Zimmer liegen. Und ohne Geld kam man bus- oder bahnmäßig nicht besonders weit. Trotzdem war ich so froh über diesen Typen, dass ich ihm nicht mehr von der Pelle wich. Genau genommen ging ich neben ihm und seinem Hund her. Der Typ schien das ein bisschen merkwürdig zu finden. Das kann ich verstehen. Aber es war mir egal.
Wir kamen an einer Wegkreuzung an.
Der Junge zeigte auf einen Weg.
„Ich muss jetzt hier lang."
„Ich auch!"
Wieder starrte er mich verwundert an. Ich entschied mich, ihn um Hilfe zu bitten.
„Hör zu!", sagte ich. „Ich bin leider in ziemlicher Not. Jemand hat mich gestern hier rausgelassen und ich … ich …"
Ich wusste nicht, wie ich ihn überreden konnte, mir zu helfen. Er sah ziemlich genervt aus. Verstand ich auch total.
Er wollte einfach eine Runde mit seinem Hund drehen und hatte gleich ein seltsames Girl an den Fersen, das ziemlich fertig aussah.

Plötzlich liefen mir die Tränen. Das machte die Sache echt noch peinlicher. Der Typ jedenfalls starrte auf seine Schuhe und wünschte mich wahrscheinlich dahin, wo der Pfeffer wächst.
„Es hört sich wahrscheinlich ganz albern an", begann ich erneut. „Aber ich war in einer großen Gefahr. Darum traue ich mich auch nicht so alleine durch den Wald. Und darum will ich auch nicht bis an die Straße gehen und da stundenlang auf den Bus warten."
Der Typ sah immer noch auf seine Füße.
„Ich hab ein Mofa", sagte er. „Wenn du willst, bringe ich dich zum Bahnhof."
Hast du je an Engel geglaubt? Dieser Typ war wahrscheinlich einer. In seiner ruhigen Verschwiegenheit nahm er mich mit zu einer kleinen Häusersiedlung, die plötzlich hinter dem Wald auftauchte.
„Ich bring mal gerade Sammy rein und gebe ihm was zu fressen", sagte er. „Dann kann ich dich wegbringen."
„Warte mal!", rief ich, als er gerade ins Haus gehen wollte. „Ich habe übrigens auch kein Geld. Aber wenn du mir was leihst, gebe ich es dir garantiert …"

„Auch das noch“, brummte der Junge.
Er war echt ein netter Typ. Auf seinem Mofa fuhren wir zum Bahnhof, er kaufte mir eine Fahrkarte und wartete auch noch, bis der Zug kam.
Ich notierte mir seinen Namen und seine Adresse, damit ich ihm das Geld zurückschicken konnte. Aber ich konnte ihm schon ansehen, dass er nicht daran glaubte, dass er es zurückkriegte.
„Ich weiß, du glaubst mir ziemlich wenig“, sagte ich zu ihm. „Aber du hast mir wirklich das Leben gerettet.“
„Ist schon okay“, brummte er.

Als ich nach Hause kam, war alles wie immer. Dennis hing mit Tina in seinem Zimmer herum. In der Küche war Chaos, und der Fernseher lief, ohne dass jemand guckte.
Ich ging bei Alessandro vorbei.
„Alex, hi. Sag mal, hast du dir keine Sorgen um mich gemacht?“
„Sorgen? Warum?“
„Wegen der SMS.“

„Au, verflucht, wo ist eigentlich mein Handy!", rief Alessandro. Dann schaute er im Flur in seine Schultasche. Hier lag es schon seit zwei Tagen: Meine SMS war nicht gelesen worden. Da hätte ich ja locker vergewaltigt und ermordet werden können.
„Bin in großer Gefahr", las Alex nun mit großen Augen. „Ein Typ hält mich in einem Haus im Wald gefangen."
Er starrte mich an. „Das stimmt doch nicht, oder? Oder, Sarah? Was?"
Alessandros Augen wurden immer größer. Er spürte, dass mir etwas Schlimmes passiert war.
„Bitte erzähl doch!", bat er.
Und dann erzählte ich ihm alles. Dabei war ich ganz ruhig. So, als würde ich von einem spannenden Kinofilm erzählen. Manchmal sprang ich auch auf und ging im Zimmer auf und ab. Es war eigentlich alles so schrecklich, dass ich es selbst gar nicht so richtig kapierte. Ich hatte so große Angst gehabt. Und ich war verraten worden. Und ich hatte meinen Freund verloren.
Alessandro sagte eine ganze Weile lang nichts.

„Du solltest sie anzeigen“, meinte er dann. Aber hätte ich wirklich zur Polizei gehen sollen? Klar, die Typen hätten Jahre Knast verdient.
Aber was hätte es mir gebracht? Die Polizei hätte mich lange befragt. Die Täter hätten alles abgestritten. Und ich hätte um mein Recht kämpfen müssen. Das kann ich nicht so gut. Ich bin eben ein Typ, der schnell nachgibt und der sich nicht gerne streitet.
Aber was bei allem noch viel schlimmer wäre: Meine Eltern hätten alles erfahren. Und wie ich sie kenne, hätten sie mir und natürlich auch sich selbst furchtbare Vorwürfe gemacht.
Und vielleicht wäre ich zuletzt noch in die Bildzeitung gekommen. Mit einer fetten Schlagzeile: „Die Sehnsucht nach Liebe brachte ihr fast den Tod“, oder so ähnlich. Und das hätte mir dann den Rest gegeben.
So zeigte ich sie nicht an.

Vor ein paar Tagen war ich mal wieder chatten. Ich nannte mich Pussycat und hatte sofort ein paar Typen am Hals.

„Pussycat, komm mit mir in den Privatchat“, schrieb ein Typ, der sich Heinrich der Seefahrer nannte.
Da habe ich den Chat für immer verlassen.

Weitere Titel aus der K.L.A.R.-Reihe

Kurze, einfache Texte zu aktuellen Themen – dafür stehen die Romane aus der K.L.A.R.-Reihe. Taschenbücher, die spannend und leicht verständlich sind, machen Lust aufs Lesen!

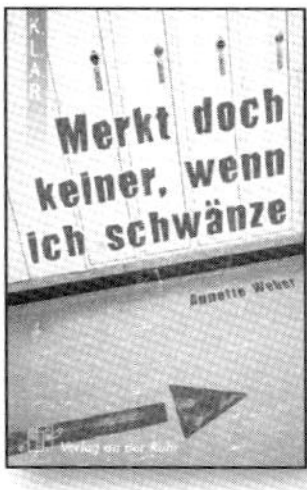

Merkt doch keiner, wenn ich schwänze.

Annette Weber
12–16 J., 97 S.,
12 x 19 cm, Paperback
ISBN 978-3-8346-0036-3
Best.-Nr. 60036
5,– € (D)/
5,15 € (A)/9,30 CHF

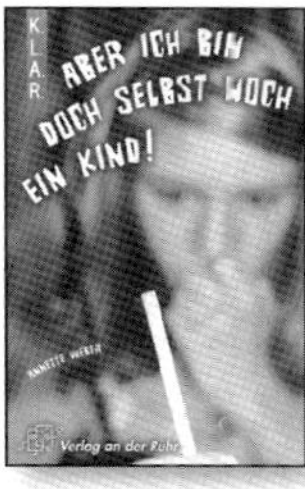

Aber ich bin doch selbst noch ein Kind!

Annette Weber
12–16 J., 97 S.,
12 x 19 cm, Paperback
ISBN 978-3-86072-977-9
Best.-Nr. 2977
5,– € (D)/
5,15 € (A)/9,30 CHF

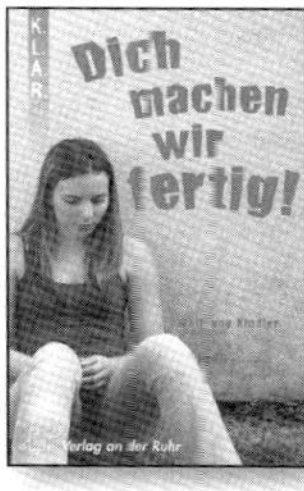

Dich machen wir fertig!

Wolfgang Kindler
12–16 J., 106 S.,
12 x 19 cm, Paperback
ISBN 978-3-8346-0286-2
Best.-Nr. 60286
5,– € (D)/
5,15 € (A)/9,30 CHF

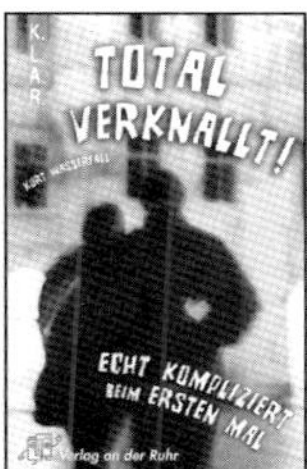

Total verknallt! Echt kompliziert beim ersten Mal

Kurt Wasserfall
12–16 J., 89 S.,
12 x 19 cm, Paperback
ISBN 978-3-86072-931-1
Best.-Nr. 2931
5,– € (D)/
5,15 € (A)/9,30 CHF

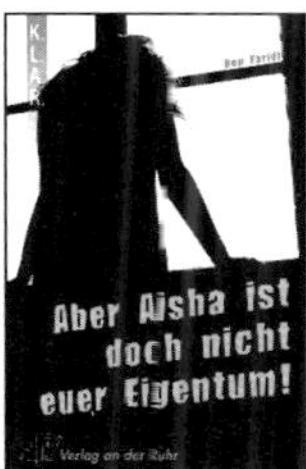

Aber Aisha ist doch nicht euer Eigentum!

Ben Faridi
12–16 J., 99 S.,
12 x 19 cm, Paperback
ISBN 978-3-8346-0055-4
Best.-Nr. 60055
5,– € (D)/
5,15 € (A)/9,30 CHF

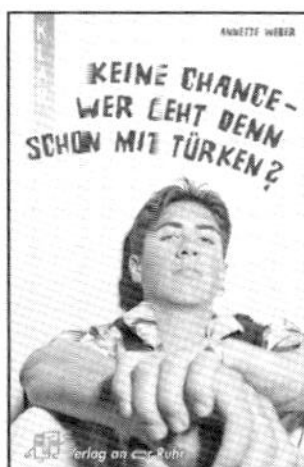

Keine Chance – Wer geht denn schon mit Türken?

Annette Weber
12–16 J., 87 S.,
12 x 19 cm, Paperback
ISBN 978-3-86072-919-9
Best.-Nr. 2919
5,– € (D)/
5,15 € (A)/9,30 CHF

Weitere Titel aus der K.L.A.R.-Reihe

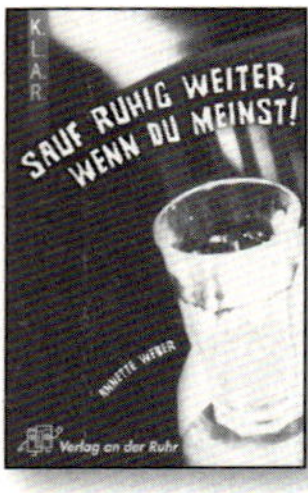

Sauf ruhig weiter, wenn du meinst!

Annette Weber
12–16 J., 85 S.,
12 x 19 cm, Paperback
ISBN 978-3-86072-875-8
Best.-Nr. 2875
5,– € (D)/
5,15 € (A)/9,30 CHF

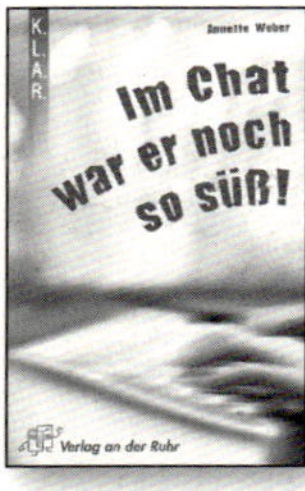

Im Chat war er noch so süß!

Annette Weber
12–16 J., 95 S.,
12 x 19 cm, Paperback
ISBN 978-3-8346-0065-3
Best.-Nr. 60065
5,– € (D)/
5,15 € (A)/9,30 CHF

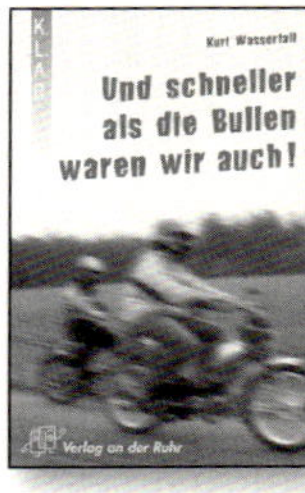

Und schneller als die Bullen waren wir auch!

Kurt Wasserfall
12–16 J., 105 S.,
12 x 19 cm, Paperback
ISBN 978-3-8346-0168-1
Best.-Nr. 60168
5,– € (D)/
5,15 € (A)/9,30 CHF

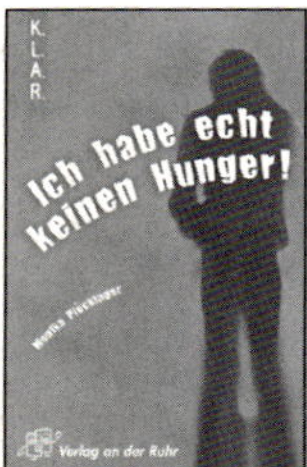

Ich habe echt keinen Hunger!

Monika Plöckinger
12–16 J., 97 S.,
12 x 19 cm, Paperback
ISBN 978-3-8346-0034-9
Best.-Nr. 60034
5,– € (D)/
5,15 € (A)/9,30 CHF

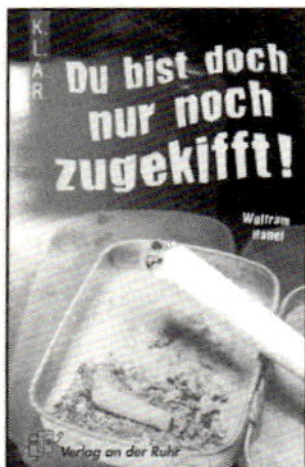

Du bist doch nur noch zugekifft!

Wolfram Hänel
12–16 J., 86 S.,
12 x 19 cm, Paperback
ISBN 978-3-8346-0326-5
Best.-Nr. 60326
5,– € (D)/
5,15 € (A)/9,30 CHF

Ab Februar 2008 sind Hörproben der K.L.A.R.-Romane als MP3-download auf unserer Homepage verfügbar!

Verlag an der Ruhr *Bücher für die pädagogische Praxis*
Postfach 10 22 51 • D–45422 Mülheim an der Ruhr
Tel.: 02 08/495 04 900 • Fax: 02 08/495 04 295
E-Mail: info@verlagruhr.de
www.verlagruhr.de